Schirner Verlag

Die Autoren dieses Buches sind passionierte Super-Food-Nutzer und haben sich aus ihrem eigenen Gefühl heraus für diese wunderbare Welt interessiert und darin große Vorteile für ihren eigenen Lebensstil, ihre Gesundheit und ihre persönliche geistige Entwicklung entdeckt. Jenny Bor und Thorsten Weiss haben dieses Buch mit größter Sorgfalt dafür zusammengestellt, bewusste Menschen bei der Umstellung auf einen neuen Ernährungsstil zu unterstützen. Jedoch können weder die Autoren noch der Verlag für die Auswirkungen der Anwendung der bereitgestellten Informationen und Rezepte in körperlichen, psychischen und medizinischen Situationen garantieren, haften oder zur Verantwortung gezogen werden. Dieses Buch und die darin enthaltenen Ideen zur Ernährung sind kein Ersatz für eine professionelle medizinische Hilfe, und im Falle ernsthafter Symptome muss immer ein Arzt aufgesucht werden.

Alle vorgestellten Rezepte und Beschreibungen der einzelnen Nahrungsmittel, die auf Heilung, Genesung und Verbesserung des Gesundheitszustandes hinweisen, basieren auf Erfahrungen der Autoren. Die Wirkungen auf den Körper können verschieden ausfallen, und es liegt in der Verantwortung des Lesers, für sich zu beurteilen, in welchem Umfang die Informationen in diesem Buch für die persönliche Ernährung umgesetzt werden können. Nicht immer sind die angegebenen Wirkungen wissenschaftlich untersucht oder bewiesen und vom Gesetzgeber anerkannt.

Thorsten Weiss & Jenny Bor

Super Foods

Iss dich vital, gesund und schön

Schirner Verlag

ISBN 978-3-8434-1101-1

Thorsten Weiss & Jenny Bor:
Super Foods
Iss dich vital, gesund und schön

Umschlag: Murat Karaçay, Schirner
Satz: Simone Leikauf & Arne Gutowski, Schirner
Redaktion: Bastian Rittinghaus, Schirner
Printed by: ren medien, Filderstadt, Germany

www.schirner.com

3. Auflage September 2014

Inhalt

Teil 1

Einleitung 8
Es ist Zeit für eine Lösung 11
Du bist, was du isst 14
Warum Super Foods? 17
Was ist ein Super Food – und was nicht? 19
Die Heilkraft der Enzyme in roher Nahrung 21
Super Food – der beste Enzymlieferant 23
Iss wie ein Schimpanse 25
Ist roh nicht viel zu kalt? 27
Der Darm hat keine Zähne 31

Teil 2

Rezepte und Zubereitung 32
Geräte und Utensilien für die Zubereitung 33

Basis-Super-Foods

Roher Kakao 36
Reiskleie und ihr Protein 38
Die Kokospalme 41
Hanf 46

Super-Greens

Moringa – der Wunderbaum 50
Spirulina 56
Chlorella 58
Weizengras & Gerstengras 60
Marines Phytoplankton – Urkraft aus dem Meer 62
Sprossen – Vitalstoffexplosion des jungen Lebens 64

Super-Kräuter

Die Brennnessel – Entdecke sie neu! 66
Kamille – das Sonnenkraut 68
Biloba – für ein gutes Gedächtnis 70

Super-Saaten

Chia – die Kraftsamen 72
Leinsaat 74

Super-Früchte

Goji – die Glücksbeere 78

Die Açaí-Beere – eine kraftvolle Powerfrucht 80

Schisandra-Beeren 82

Camu-Camu-Beeren – die Vitamin-C-Bombe 84

Blaubeeren 86

Avocado 88

Granatapfel 90

Papaya – die Zauberfrucht 92

Noni – die Superfrucht aus dem fernen Asien 94

Baobab 96

Aloe vera 98

Cashews 100

Macadamia – die Königin der Nüsse 102

Olive 104

Chili – superscharf und supergesund 108

Super-Wurzeln

Maca – die Königin der Anden 110

Astragalus – die Wurzel der Unsterblichkeit 112

Ginseng – noch so eine Wunderwurzel 114

Kurkuma 116

Heil- und Vitalpilze 118

Reishi – der Glückspilz 119

Chaga 121

Süßungsmittel 124

Stevia 125

Datteln 128

Mesquite 130

Lucuma – das Gold der Inka 132

Sonstige Super Foods

Blütenpollen – danke, liebe Bienen, für dieses Naturwunder! 134

Zimt – die Superrinde 138

Shilajit – die ayurvedische Vitalstoffbombe 140

Abbildungsverzeichnis 142

Über die Autoren 143

Behandle deinen Körper wie ein Kunstwerk
von unfassbarem Wert und einen Ausdruck
von Liebe und höchstem Bewusstsein.
Sei dankbar für jedes Organ, jeden Tropfen Blut
und jede Zelle, die deinen Körper formen.
Beginne genau jetzt, im Stillen
für deinen Körper zu beten.
Sage Danke für dieses großartige Geschenk.
Respektiere deinen Körper, und versprich ihm,
ihn wertzuschätzen, ihm das zu geben,
was aus deinem tiefsten Inneren
ein lichtvolles Leuchten
in deine Augen zaubert.

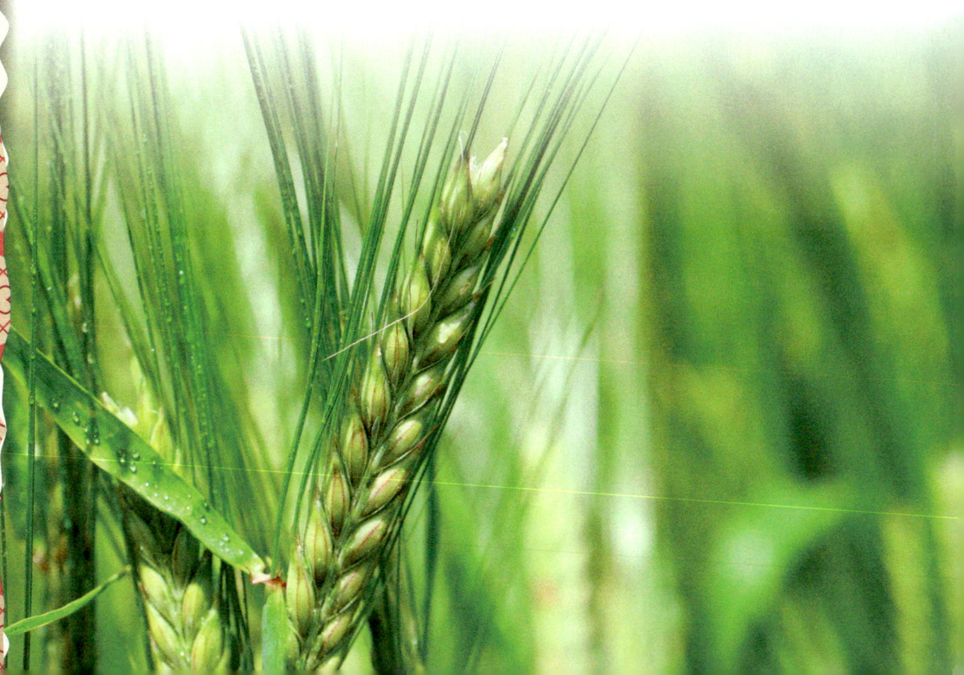

Einleitung

Die Natur bietet uns erstaunliche Produkte, die unsere Balance wiederherstellen und den Körper seine optimale Gesundheit entwickeln lassen. Bereits unsere Vorfahren verwendeten sie dafür, körperlich und geistig einen hohen Energielevel zu erreichen, Gewicht zu verlieren, den Körper zu entgiften und ihn zu veranlassen, freien Radikalen entgegenzuwirken und Schmerz und Entzündungen zu reduzieren. Diese Nahrung hat ohne Zweifel die Bezeichnung Super Food oder Super-Nahrungsmittel verdient.

Wir, Jenny und Thorsten, leben den Super-Food-Lifestyle voller Passion und sind fasziniert von all den Möglichkeiten, die sich uns dadurch eröffnet haben. Super Foods heilen den Körper und bringen die Zellen wieder zum Leuchten. Das ist unsere Erfahrung. Wenn du die vorgestellten Super Foods ausprobiert hast und vielleicht selbst zu einem Super-Food-Freak geworden bist, kannst du beobachten, was alles mit deinem Körper geschieht. Wenn du deinem Körper natürliche Produkte zuführst, die dann synergetisch mit seinen Prozessen zusammenwirken, wird das zur Folge haben, dass deine körperliche Energie steigt, du dich stärker fühlst, mental klarer bist und sich deine Stimmung hebt. Dein Körper wird weniger gestresst sein, und deine Zellen erstrahlen in ihrer wahren Kraft.

Super Food versetzt dich in die Lage, deinem Alltagsleben in einer konstanten Höchstform zu begegnen und viel mehr zu leisten, körperlich und geistig. Du hast einen besseren Zugang zu deiner Kreativität und bist viel inspirierter. Glückseligkeit und Urvertrauen in deine eigenen Kräfte werden immer mehr zunehmen, und du wirst das Gefühl haben, von innen heraus kraftvoll zu leuchten. Vielleicht kennst du es aus deinem normalen Alltag, ein paar Mal am Tag in einem kleinen Tief zu sein, und das ist auch für die meisten Menschen vollkommen normal. Doch wenn du diesen neuen Essensstil annimmst, wirst du feststellen, dass das nicht mehr sein muss. Durch das Höchstmaß an Vitaminen, Mineralien und pflanzlichen Proteinen, die von herausragender Qualität sind, kannst du sogar das Gefühl bekommen, du seiest high, als hättest du natürliche Drogen genommen. Sobald du die Super Foods in dein Leben integriert hast, wirst du wahrscheinlich nie mehr emotionale Fressattacken erleben. Wir sind überzeugt davon, dass werdende Mütter, die Super Foods zu sich nehmen, ihren Kindern schon im Mutterleib, aber auch später beim Stillen eine besonders reichhaltige Nahrungsgrundlage geben können.

Super Foods haben – genauso wie rohe, biologisch angebaute Nahrung – ein enormes Leuchten um sich herum. Dieses kannst du nicht mit deinem bloßen Auge wahrnehmen, aber mit der speziellen Aufnahmetechnik der Kirlian-Fotografie kann es sichtbar gemacht werden. Wenn ein Nahrungsmittel aus sich selbst heraus rein, strahlend und wunderschön ist, kannst du dir bestimmt vorstellen, wie es auf deinen Körper und deine Zellen wirkt. Super Foods machen dich schöner, strahlender und interessanter. Jetzt endlich kommt dein authentisches Leuchten zum Vorschein!

Wir wünschen dir mit diesem Buch ganz viel Freude und neue Erfahrungen. Lege es am besten dorthin, wo es hingehört, nämlich in deine Küche. Schlage es jeden Tag aufs Neue auf, und verändere deine Essgewohnheiten Stück für Stück. Genieße deine neue Kraft, und nimm das Glänzen wahr, das du in deinen Augen sehen wirst, wenn du in den Spiegel blickst.

Vitale Grüße von Herzen

Thorsten Weiss und Jenny Bär

Es ist Zeit für eine Lösung

Die moderne Welt fordert unseren Körper auf vielfache Weise. Wir haben uns in unserer Gesellschaft viele Missstände erschaffen, und das bekommen wir immer stärker zu spüren. Doch in jedem von uns lebt eine natürliche Intelligenz, die früher oder später erwacht. Bei manchen später oder vielleicht zu spät – doch gerade dies gibt uns die Motivation, dieses Buch zu schreiben. Wir sind gerade in einem wunderschönen Hotel auf den kanarischen Inseln. Heute Morgen, als wir das erste Mal zum Frühstücksbuffet kamen, waren wir positiv überrascht: Das war das erste Mal, dass wir vom Buffet frische Fruchtsmoothies ohne den Zusatz von zuckerhaltigen Säften genießen konnten. Unsere Augen strahlten, und wir warfen einander ein breites Hier-sind-wir-richtig-Grinsen zu. Doch schauten wir auf die Frühstücksteller der meisten anderen Gäste, sahen wir Pfannkuchen, riesige Berge, mit Sirup und Schokosoße, Würste, die eher eingefärbte Glutamatstengel waren, jede Menge weißes Brot, dazu ein Glas Champagner, denn es ist ja sowieso inklusive, und Haufen von gebratenem Speck. Wenn du die Körper dieser Menschen betrachtest, sind bestimmt 80 Prozent von ihnen übergewichtig und sehen alles andere als vital aus. Du siehst es in den müden, matten Augen. Und wenn du hinter die Oberfläche schauen kannst, dann siehst du entartete Zellen. Wir alle wissen, dass dies fast überall auf der Welt so ist: Menschen stopfen sich mit Dingen voll, die nur eines machen: krank und leer! Warum essen wir all das leere Zeug? Warum stopfen wir uns immer noch voll mit von Transfetten und chemischen Zusätzen kontaminierter Nahrung?

Wir haben uns mitreißen lassen von den scheinbar so erleichternden modernen Errungenschaften seit den 1950ern. Die letzten zwei, drei Generationen hatten einen anderen Antrieb dazu, doch wir leben diesen selbstverständlich so weiter. Sie lebten das von den Amerikanern propagierte Wirtschaftswunder und all den vermeintlichen Fortschritt der damaligen Zeit. Die chemische Industrie warb im Fernsehen für ihre Schädlingsbekämpfungsmittel, und dem Landwirt wurde eine reiche Ernte versprochen, wenn er Herbizide, Fungizide und Insektizide einsetze. Unabhängige Studien beweisen schon seit vielen Jahren, dass diese Stoffe stark Krebs erzeugend sind, und doch essen wir weiter. Unsere Ernährung ist die wohl ungesündeste aller Zeiten. Wenn du in einen üblichen Supermarkt gehst, findest du Tausende von Produkten. Aber unser Gefühl sagt uns, dass man davon vielleicht 1 oder 2 Prozent als echte Nahrung bezeichnen kann: etwas, was unseren Körper vitalisiert und nährt. Wir setzen unser Gehirn den größten Gefahren aus, weil wir von der Lebensmittelindustrie manipulierten Studien trauen. Die Zulassungsbehörden, die unsere Grenzwerte festsetzen, stützen sich auf diese Fehlinformationen und erlauben Gifte wie Mononatriumglutamat (MNG), das in beinahe jedem weiterverarbeiteten Produkt enthalten ist. Es wirkt sich negativ auf Herz und Gehirn aus und wird sogar als eine Ursache für die hohe Zahl an ADHS-Störungen gesehen. Die Folge ist, dass vielen Kindern Ritalin verabreicht wird. Natürlich ginge es auch ohne, das Rezept ist einfach: Das Mikrowellengerät ist tabu. Auf dem Menü sollte so viel vegane und rohe Nahrung stehen wie möglich. Gib ihrem Körper eine komplexe Auswahl von Aminosäuren aus

Super Foods, insbesondere Tyrosin, das in größerer Menge in Nüssen und Reiskleie enthalten ist. Dadurch kann er selbst ausreichend Neurotransmitter herstellen, die sich beruhigend auswirken.

Die Kinder von Thorsten sind regelmäßig in den Ferien bei uns. Nach ein bis zwei Wochen bewusster Ernährung, wenig toxischer Belastung durch Insektizide, Herbizide und Fungizide, weil wir uns hauptsächlich vegan und von Bioprodukten ernähren, vielen grünen Smoothies mit Super Foods, wenig gekochter Nahrung und keinerlei raffiniertem weißem Zucker und keiner Milch hörten wir schon oft von ihrer Mutter, dass sie viel ruhiger und ausgeglichener waren. In ihrem gewohnten Umfeld ernähren sie sich ganz konventionell. Für uns ist das ein Beweis dafür, wie vorteilhaft der Super-Food-Ernährungsstil ist.

In der heutigen Zeit erscheint eine auf Rohkost basierende Ernährungsweise also ideal für unseren Körper. Das erfahren momentan viele Menschen genauso. Die Super Foods sind eine sinnvolle Ergänzung zur veganen Rohkost, um sicherzustellen, dass wir dem Körper immer ein volles Spektrum an all den Nährstoffen geben können, die er benötigt, um vital zu sein. Wir wollen dir mit diesem Buch einen umfangreichen Einblick in die momentan gut erhaltlichen Super Foods geben. Immer mehr vertrauenswürdige Anbieter spezialisieren sich darauf. Entdecke die vielen potenziellen Vorteile einer Ernährung mit roher Nahrung! Wir geben dir zu jedem Super Food ein einfaches Rezept, sodass du gleich ins neue Super-Food-Zeitalter durchstarten kannst.

Du bist, was du isst

Diese kraftvollen Worte sind voller Wahrheit. Als Hippokrates sagte: »Unsere Nahrung ist unsere Medizin«, hätte er vielleicht noch deutlicher ergänzen können: »… und diese Medizin sollte unsere Nahrung sein«. Die Frage ist, ob du Super Foods nur als Nahrungsergänzung siehst, mit denen du dein Gewissen beruhigst. Viele nehmen chemische Nahrungsergänzungsmittel, um weiterhin das essen zu können, was sie immer gegessen haben. Stelle dir stattdessen folgende Frage: »Was kann ich essen, um mein Immunsystem zu unterstützen, mehr Energie zu haben und das zu viel gewordene Fett auf meinen Rippen zu verlieren? Wie kann ich meinen Ernährungsstil umstellen, anstatt eine Diät zu machen, die sowieso nicht funktioniert, sodass dieser sich langfristig heilend auf meinen Körper auswirkt?«

Kann Nahrung heilen? Die Antwort ist ein klares Ja. Aber so einfach ist es nicht, oder? Du hast dir vielleicht irgendwann – ganz unbewusst – angewöhnt, zu essen, wenn du gestresst, traurig, einsam etc. bist. Und weil immer so viel Essen vorhanden ist, gibt es hier beinahe keine Grenzen. Du hast wahrscheinlich nicht gelernt, welche Nahrungsmittel gut für dein Gehirn sind oder welche deine Leber reinigen. Du weißt wahrscheinlich nicht so viel über Lebensmittel, die dich widerstandsfähiger gegen Stress machen oder deinem Körper natürliche Energie zur Verfügung stellen und die Lebenslust erhöhen.

Wenn das Lebensumfeld durch negative Emotionen vergiftet ist und wir Essen zu uns nehmen, von dem wir nicht einmal wissen, was darin enthalten ist, nährt uns das in keiner Weise.

Das meiste, was wir in einem üblichen Supermarkt an Nahrung kaufen können, ist voller Gifte. Das Bisphenol-A (BPA) in dem Plastik, in dem die meisten Lebensmittel verpackt sind, stört unser Hormonsystem. Schwermetalle wie Quecksilber finden sich in künstlichen Süßstoffen wie z.B. Glucose-Fructose-Sirup. Künstliche Geruchs-, Farb- und Geschmacksstoffe sind Standard. Eine groß angelegte Studie, die sogenannte »China Study«, bestätigt, dass der Konsum von Tierproteinen zu Krebs, Schlaganfällen, Diabetes, Rheuma, Gicht und Herzanfällen führt. Das in Milchprodukten enthaltene Protein Casein ist stark krebsfördernd und begünstigt Osteoporose und Diabetes Typ I. Doch wir wollen dir keine Angst machen, denn es gibt eine Lösung: Nutze Lebensmittel, die deinen Körper reinigen und ihn von Toxinen befreien!

Wenn du einen Ernährungsstil wählst, der hauptsächlich lebendige Nahrung, also vegane Rohkost, beinhaltet und du Super Foods, Heilpilze und Heilkräuter zu dir nimmst, dann unterstützt du deinen Körper dabei, sich selbst von all dem zu reinigen, womit er belastet wurde.

Auf diese Weise geben wir unserem Körper die Wertschätzung zurück, die er wirklich verdient hat. Dazu haben wir auch das Vital-Coach-Projekt ins Leben gerufen, in dem wir Coaches ausbilden, die diesen Ernährungsstil weitervermitteln. Wir bekommen viel positives Feedback, und das bestätigt uns, dass derzeit viele Menschen aus dem Dornröschenschlaf erwachen. Wir sind fest davon überzeugt, dass die Antwort auf viele Gesundheitsprobleme unserer Zeit in einer Ernährung mit Super

Foods zu finden ist. Probiere es aus, und du wirst erfahren, wie du permanent Gewicht verlieren kannst, eine starke Widerstandskraft aufbaust, eine strahlende Haut bekommst, du körperlich viel länger jung bleibst, jede Menge Energie bekommst, weniger Schlaf benötigst und einen freien Geist für viel mehr Kreativität, Erfolg und Inspiration erlangst. Du wirst dir ewig dankbar dafür sein!

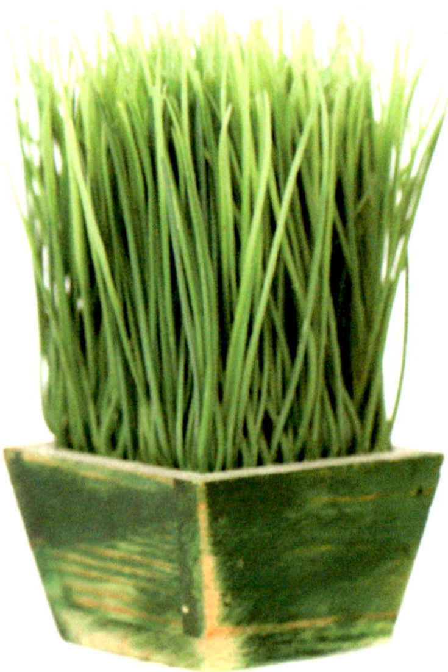

Warum Super Foods?

Ein arbeitsreiches und stressbelastetes Leben in Kombination mit umweltbedingten Belastungen erhöht unseren Bedarf an qualitativ hochwertiger Nahrung. Der Raubbau an der Erde und der massenhafte Konsum von nicht lokal angebauter und produzierter Nahrung führen aber zu einem für eine optimale Gesundheit und für Heilung unzureichenden Nährstoffgehalt. Diese Nährstoffe können durch Super Foods zugeführt werden.

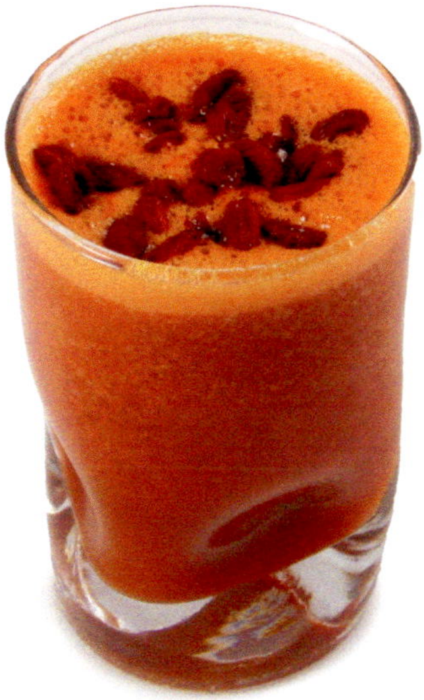

Abb. Glücks-Goji-Orangen-Saft (Seite 79)

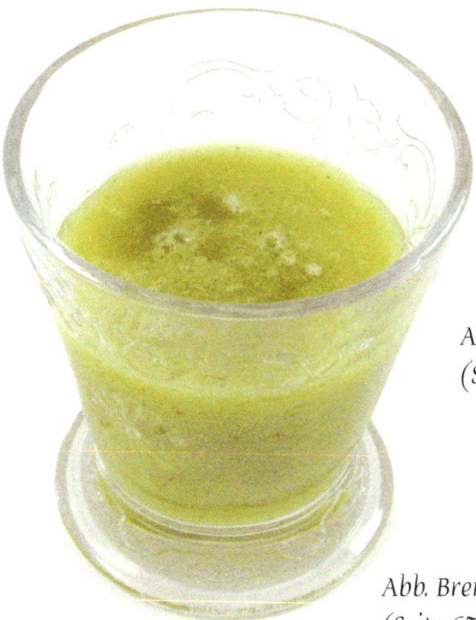

Abb. Brennnessel-Birnen-Smoothie (Seite 67)

Folgende positive Eigenschaften hat Super Food im Allgemeinen:

- Heilung entzündlicher Prozesse im Körper
- positive Wirkung auf die Blutzirkulation
- Prävention gegen Krebs und Reparatur entarteter Zellen
- gute Gesundheit von Herz und Gefäßen
- Unterstützung der Wundheilung
- Entgiftung
- Einnahme von essenziellen Fettsäuren
- volle Sehkraft
- viel weniger Müdigkeit
- Gesundheit des Magen-Darm-Traktes und der Verdauung
- gesunde Entwicklung des Körpers
- Hormonbalance
- Ausgleich von Bluthochdruck
- mehr Widerstandskraft
- höhere mentale und geistige Klarheit
- besseres allgemeines Wohlbefinden
- Einnahme hochwertiger Proteine
- reine Haut
- Behebung von Mangelzuständen
- Gewichtsverlust

Was ist ein Super Food - und was nicht?

Da der Begriff »Super Food« nicht eindeutig definiert ist, geben wir hier eine kurze Übersicht, welche Merkmale ein Super Food eindeutig charakterisieren.

Ein Super Food ist ein Nahrungsmittel, das:

- vollwertig ist und bestenfalls biologisch angebaut wurde,
- roh ist, also nicht über 42 Grad Celsius erhitzt wurde, und somit noch alle Lebenskräfte, Enzyme und die synergetischen Effekte all seiner pflanzlichen Komponenten enthält,
- einfach zu verdauen ist,
- außergewöhnlich nahrhaft ist,
- überproportional viele Nährstoffe und heilende Eigenschaften besitzt,
- reich ist an:
  - Vitaminen, Mineralien, Proteinen und Fettsäuren,
  - Antioxidantien und Phytochemikalien (sekundäre Pflanzenstoffe), die den Körper und das Immunsystem stärken,
- den Körper dabei unterstützt, Krankheiten und frühzeitiger Alterung vorzubeugen,
- eine gesunde Verdauung fördert und eine gesunde Darmflora herstellt.

Kein Super Food ist ein Nahrungsmittel, das:

- gekocht bzw. über 42 Grad Celsius erhitzt wurde,
- isoliert oder weiterverarbeitet ist,
- in irgendeiner Form synthetisch oder chemisch aufbereitet ist.

Super Food ist kein Ersatz für eine ausgewogene Ernährung. Den größten Nutzen ziehst du aus den Super Foods, wenn du sie zu einem Teil deiner täglichen Ernährungsweise machst, die möglichst vegetarisch oder am besten vegan, vollwertig und zu einem großen Teil roh sein sollte.

Während Super-Food-Produkte natürliche Ergänzungen der Nahrung sind, sind nicht alle Nahrungsergänzungsmittel Super Foods. Der Markt dieser Mittel ist von Produkten überschwemmt, die chemisch weiterverarbeitete Stoffe enthalten. Nur ca. 5 Prozent der Produkte sind vollkommen natürlich. Die Werbung verspricht natürlich eine allgemeine Stärkung des Körpers, doch nicht immer sind diese Produkte auch wirklich in vollem Umfang nutzbringend. Ein synthetisch weiterverarbeitetes Nahrungsergänzungsmittel kann eine toxische Auswirkung haben. Beispielsweise wird bei Einnahme von synthetischen Vitaminen dem Körper dadurch Kraft geraubt, dass verschiedene zusätzliche Prozesse ausgelöst werden, weil die Bioverfügbarkeit – also die Menge des Wirkstoffs, die dem Körper zur Verfügung steht – viel geringer als bei natürlichen Produkten ist.

Super Foods hingegen können vom Körper viel einfacher aufgenommen werden und haben im Allgemeinen keinerlei toxische Wirkung auf den Körper. Dabei sind sie bereits in kleineren Mengen viel effektiver als Nahrungsergänzungsmittel.

Die Heilkraft der Enzyme in roher Nahrung

Super Foods sind also meist roh, jedenfalls niemals über 42 Grad Celsius erhitzt. Dies hat zur Folge, dass die natürlichen Enzyme vollständig erhalten bleiben. Wenn du nur ein paar Dinge an deinem Ernährungsstil veränderst, wirst du ein viel stärkeres Immunsystem bekommen und vielen Krankheiten vorbeugen. Selbst überflüssige Fettröllchen verschwinden, und du hast den ganzen Tag über viel mehr Energie.

Was sind Enzyme, und warum sind sie so wichtig? Einfach gesagt, sind Enzyme Eiweiße, die eine bestimmte chemische Reaktion im Stoffwechsel antreiben oder ermöglichen, ohne dass sie selbst verdaut werden. Sie befinden sich im Körper in einer Art Wartehaltung, bis sie Nahrungsmolekülen begegnen, an die sie sich eine Zeit lang binden können. Sie lösen beispielsweise Moleküle aus der Nahrung und lassen diese dann wieder weiterziehen, suchen sich ein neues Molekül usw. Auf diese Weise wird das Essen langsam in immer kleinere Stücke geteilt und verdaut. Es gibt viele verschiedene Arten von Enzymen, und jede hat bestimmte Aufgaben im Verdauungsprozess. Manche Enzyme können auch nicht eigenständig arbeiten, sondern benötigen wiederum sogenannte Coenzyme oder Cofaktoren, also ergänzende Stoffe, die keine Eiweiße sind, um ihr volles Leistungsspektrum zu verrichten. Diese Cofaktoren sind die Spurenelemente in unserer Nahrung wie z.B. Magnesium, Eisen, Zink, Mangan und Kupfer. Beispiele für Coenzyme sind die Vitamine B1 (Thiamin), B2 (Riboflavin) und C (Ascorbinsäure).

Wenn du zu wenige Enzyme in deinem Körper hast, kann die Nahrung also nicht gut aufgebrochen werden. Das hat zur Folge, dass dein Körper nicht genügend Nährstoffe erhält, die er jedoch braucht, um vital und gesund zu bleiben, um zu wachsen und genügend Energie zu Verfügung zu haben. Selbst wenn es nur ein einziges Enzym ist, das dir fehlt, kann dies bereits beispielsweise zu Stoffwechselstörungen führen. Diese können in den schlimmsten Fällen zu Schädigungen des Gehirns führen, Lähmungen verursachen oder bestimmte Krebsarten auslösen. Dies sind Extremfälle, doch sagen sie genügend aus, um die Wichtigkeit eines guten Enzymhaushalts zu erkennen. Die leichteren Symptome bei einem Mangel an Enzymen sind oft Hautprobleme, schnelle Alterung, schlechte Zähne, Gelenkschmerzen, Muskelkrämpfe, Verdauungsprobleme, Diabetes und auch Depressionen. Nicht nur kann dein Körper viel weniger Nährstoffe aufnehmen, wenn ein Enzymmangel vorliegt, es bleibt auch viel zu viel unverdaute Nahrung in deinem Körper zurück. In dieser Nahrung sind, je nachdem, wie du dich ernährst, Gifte enthalten, die zu Schäden an Gewebe und Organen führen können oder in Fettzellen eingelagert werden.

Es ist sehr wichtig, immer dafür zu sorgen, dass genügend Enzyme in deinem Körper verfügbar sind. Nur dann kann die Nahrung optimal verdaut werden und können giftige Stoffe effektiv aufgebrochen und entsorgt werden.

Super Food - der beste Enzymlieferant

Lebensmittel, die blanchiert, gekocht, gebraten, gebacken oder auf irgendeine andere Weise stark erhitzt werden, werden in ihrer molekularen Struktur so stark verändert, dass viele der lebenswichtigen Enzyme verloren gehen. Das beste Argument für Super Food und eine auf pflanzlicher Rohkost basierende Ernährung ist also die hohe Enzymverfügbarkeit. Eine der besten Möglichkeiten, an diese Enzyme zu kommen und unserem Körper die Verdauung zu erleichtern, sind Smoothies – besonders grüne Smoothies, weil in chlorophyllhaltigen grünen Blättern noch viel mehr ganz besondere Vitalstoffe stecken, die wir später noch erläutern werden.

Grüne Smoothies sind in letzter Zeit immer populärer geworden. Man könnte beinahe sagen, es ist eine neue Bewegung entstanden. Die Idee dahinter ist, dass die Natur eine unerschöpfliche Quelle von Enzymen ist, wenn wir ihre Produkte in der Form konsumieren, in der sie sie uns zur Verfügung stellt. Dasselbe gilt für die Super Foods. Die Enzyme haben eine tragende Rolle bei der Verdauung und der Aufspaltung von Aminosäuren, Fetten und Stärke. Darüber hinaus bewerkstelligen sie einen effizienten Reinigungsprozess im Körper und eine optimale Verdauung. Wenn du deinem Körper genügend Enzyme zuführst, erreichst du viel leichter ein natürliches Gewicht und kannst es auch dauerhaft aufrechterhalten. Durch die bessere Aufnahme von Nährstoffen wird der Alterungsprozess verlangsamt. Dies führt zu einer schöneren und strafferen Haut und zu besser funktionierenden Organen und Geweben.

Rohe Lebensmittel mit einer hohen Enzymverfügbarkeit zu deinem neuen Ernährungsstil zu machen, ist gerade zu Beginn nicht immer einfach, denn dein Körper hat viele Gewohnheiten und Süchte entwickelt. Doch wenn du erst einmal den ersten Schritt gemacht hast, kann der Prozess der Neuausrichtung beginnen. Wir erfahren immer wieder, wie schwierig es gerade innerhalb von Familien ist, wenn du als einziges Mitglied deine Ernährung auf diesen neuen Stil umstellen möchtest. Da kommen viele emotionale Faktoren hinzu, die dich von deinem selbst bestimmten Weg abhalten können. Auch deine Konditionierungen und Glaubensmuster über Nahrung, die sich im Laufe deines Lebens angesammelt haben, werden dir auf dem Weg wieder begegnen, was diesen erschweren kann. Lasse dich davon nicht aus der Ruhe bringen, denn wenn du das tust, was du von Herzen willst, dann wirst du dafür mit einem neuen Gefühl der Stärke belohnt.

Iss wie ein Schimpanse

Die Ernährungsgewohnheiten von Schimpansen sind völlig anders als die der meisten Menschen. Interessant ist jedoch, dass diese Tiere durch ihre Ernährung immun gegen Krebs, AIDS und Hepatitis C zu sein scheinen. Wenn du ein geeignetes Vorbild für deinen neuen Lifestyle suchst, dann solltest du dich damit anfreunden, es in einem wild lebenden Schimpansen zu suchen. Anscheinend sind Schimpansen bei der Ernährung viel intelligenter als wir Menschen, dabei beträgt die genetische Übereinstimmung zwischen Mensch und Schimpanse 99%. Auf der Speisekarte stehen bei wilden Schimpansen vornehmlich Früchte, Gemüse, Nüsse, Saaten und ein paar ausgewählte Insekten. Das Interessante ist, dass sie ihre Obstmahlzeiten meist in ein grünes Blatt eingewickelt genießen und somit das Chlorophyll, das in grünen Blättern zu finden ist, auf eine leckere und sehr intelligente Weise zu sich nehmen. Das Fantastische am Chlorophyll, dem grünen Pflanzenstoff, ist, dass er die Kraft der Sonne enthält. Es ist vielleicht die großartigste Entdeckung der neuen Ernährung, dass du durch die Verbindung von grünem Blattgemüse und frischen Früchten, wie sie in grünen Smoothies kombiniert sind, die Synergie aller Vitamine und Mineralien erhältst, die du brauchst. Das Chlorophyll nimmt zudem die Abfallstoffe aus dem Darm auf und führt diese ab. Es hat also neben der Sonnenlichtkraft noch einen stark entgiftenden Effekt.

Wenn du ein rohes grünes Blatt zu dir nimmst, das voller Chlorophyll ist, gelangt eine Dosis verstofflichtes Sonnenlicht direkt in deine Zellen. Das ist das beste Reinigungsmittel und der beste Energielieferant für deinen Körper. Es soll Menschen geben, die durch das sogenannte »Sungazing« alles an Nährstoffen bekommen, was notwendig ist. Sie absorbieren in einer Art von Meditation bei aufgehender und untergehender Sonne alles aus deren Licht, was sie für einen starken und vitalen Körper benötigen. Das verstofflichte Sonnenlicht, das Chlorophyll, unterstützt die Reinigung deiner Haut und deiner Nieren, gibt deinem Blut eine vitale Konsistenz, stärkt dein Immunsystem und hält deinen Darm und deine Leber sauber. Chlorophyll ist durch seinen hohen Magnesiumgehalt einer der wichtigsten Vitalstoffe überhaupt. Ein Blatt wird nur durch Sonnenlicht und Sauerstoff grün, und das macht es zum Lebenselixier für Mensch und Tier. Ob du das Sonnenlicht nun durch Blattgrün oder direkt von der Sonne bekommst – es sorgt dafür, dass deine Haut sich von Giften befreien kann, und stärkt die Kraft deines Körpers und deiner Psyche.

Ist roh nicht viel zu kalt?

Gehörst du auch zu den Menschen, die sagen: »Ich brauche warmes Essen, damit mir warm wird«? Wir hören diesen Einwand gegenüber den vielen Vorteilen der Rohkost immer wieder. Und natürlich: Unser Körper ist es gewohnt, warme Nahrung zu bekommen. Gerade in der kalten Winterzeit ist eine heiße Suppe oder ein leckerer Kohleintopf für viele Menschen das Größte. Es kann also eine ganz schöne Herausforderung sein, dich für eine rohe Ernährungsweise zu entscheiden. Für manche Menschen stellt dies ein wirkliches Problem dar, weil ihre Körpertemperatur absinkt und sie in den kalten Monaten frieren und sich nicht wohlfühlen. Sie greifen dann zu gebratenem Fleisch und Fisch. Doch nicht die Temperatur ist es, was wärmt, sondern das Eiweiß. Und um diese zu erhalten, gibt es mit den in diesem Buch vorgestellten Super Foods genügend Alternativen in hoher Qualität – und dies für jeden Geldbeutel: von Sprossen, die du selbst herstellen kannst, bis hin zu den hochwertigen veganen Reiskleie-Proteinen. Doch auch wenn eine Packung veganes gluten-, soja- und maisfreies Protein einen stolzen Preis hat, ist es in Bezug auf seine Nährstofffülle immer noch viel günstiger als Fleisch oder Fisch in Bioqualität.

Natürlich muss sich der Körper erst umstellen, wenn du mit einer rohen Ernährung beginnst. Dies ist ein üblicher Prozess, der auch mit dem Entgiftungsprozess des Körpers zu tun hat, der im Kreislauf- und Lymphsystem stattfindet. Ernährst du dich mehr und mehr roh, vegan und mit Super Foods, lösen sich viele Giftstoffe im Körper. Dadurch verdickt sich das Blut und verlangsamt sich der Kreislauf. Es fließt mehr Blut zu den

Organen, wodurch diese eine bessere Chance bekommen, zu heilen. Der gleiche Umstellungsprozess würde auch andersherum eintreten: Nach Jahren roher Ernährung würde der Körper kälter werden, wenn du eine gekochte Suppe oder gedämpftes Gemüse isst, denn es machte deinen Körper dann wieder empfindsamer für die Kälte.

Erstaunlicherweise berichten viele Menschen, die sich schon jahrelang ausschließlich roh ernähren, dass sie sich viel ausgeglichener fühlen und sich auf extreme Außentemperaturen viel besser einstellen können. Es ist also eine Frage der Anpassung und eines Transformationsprozesses, den du »durchstehen« musst, bis sich dein Körper und deine Verdauung angepasst haben. Wenn du dich jahre- oder jahrzehntelang von gekochter und tierischer Nahrung ernährt hast, hat sich dein Körper an die Inhaltsstoffe, die er bekommen hat, gewöhnt. Da ist es völlig normal, dass er sich, wenn du ihn anders nährst, anpassen und umstellen muss. Ganz neue Stoffwechsel- und Immunprozesse müssen von ihm »organisiert« werden. Wenn du beginnst, deinen Körper weniger zu belasten, wird er nicht gleich reagieren, sondern auf seine gewohnte Weise weitermachen. Erst wenn er sich sicher sein kann, dass du es ernst meinst, fasst er Vertrauen und lässt alte Gewohnheiten los. Wenn du also erst einmal durch diesen Veränderungs- und Transformationsprozess hindurch bist, wird dein Körper auch den kalten Temperaturen von außen standhalten können. Genauso wie kalte Duschen können körperwarme oder kühlere Speisen deine Widerstandsfähigkeit gegen niedrige Temperaturen erhöhen. Es gibt vielleicht

Tage, da möchtest du mehr als die Kühlschranktemperatur. Dann handle nach diesem Impuls, und erwärme dein Essen im Dehydrator. Solange die Temperatur unter 42 Grad Celsius bleibt, ist das Essen immer noch roh und behält die volle Enzymverfügbarkeit – denn darauf kommt es an!

Wenn es einmal richtig kalt ist und du das Verlangen nach gebratenem Fisch hast, weil dein Körper Omega-Fettsäuren oder gesunde Fette benötigt, ist es nicht notwendig, deinen veganen Lebensweg zu verlassen. Du brauchst keinen Fisch zu essen, um an die Omega-3-Fettsäuren zu gelangen. Wo, denkst du, bekommen die Fische sie her? Sie holen sie sich aus dem marinen Phytoplankton. Davon leben auch die Wale, um sich in den kalten Ozeanen überhaupt warm halten zu können.

Fett- und kaliumhaltige Nahrungsmittel wärmen den Körper. Aus diesem Grund verspüren Vegetarier manchmal das Verlangen nach Fisch, denn dieser hat einen hohen Kalium- und Fettgehalt. Doch es gibt auch einige kaliumreiche vegane Super Foods. Die Macadamianuss ist sehr reich an guten Fetten und Kalium, ebenso Avocados und Datteln. Schwefelhaltige Gemüse wie Brokkoli, Knoblauch und Zwiebel geben dem Körper Wärme. Hochwertige Fette von Avocados, Oliven, Kakaobutter, Kokosöl, Nüssen, Saaten und Hanföl sind eine gute Unterstützung. Bei Nüssen ist es allerdings notwendig, sie einzuweichen, um die Enzyme freizusetzen.

Häufig wollen Menschen lieber in ihren Ausreden oder Mythen gefangen bleiben, um nichts verändern zu müssen. Entscheide du also, ob ein Leben mit natürlicher und vitalisierender Super-Food-Ernährung »zu teuer«, »zu kalt«, oder »zu nährstoffarm« ist, ob »wir hier auf der Erde sind, um alles zu essen«, oder ob es das ist, was du tief in dir wirklich willst. Jede Veränderung braucht einen Transformationsprozess. Und Transformation bedeutet manchmal, dass du deine Komfortzone verlassen musst. Bist du jetzt bereit dazu?

Der Darm hat keine Zähne

Mal ehrlich: Klingt mit Wasser zu einem Brei vemixter grüner Salat für dich lecker? Würdest du diese geschmacklose Pampe zu deinem Lieblingsfrühstück küren? Wenn es dir so wie uns geht und du keinen Salat zum Frühstück möchtest, sondern etwas, woran du geschmacklich gewohnt bist, dann solltest du einmal Super-Food-Smoothies ausprobieren. Die Nährstoffaufnahme aus flüssiger Nahrung ist ideal. Ein Getränk aus grünen Blättern in Kombination mit Früchten und Quellwasser enthält einen besonders wertvollen Vitalstoffmix. Der Geschmack von frischem, reifem Obst überdeckt den etwas bitteren und doch eher wässrigen Geschmack der Blätter, und du erhältst einen herrlichen, leicht süßen und frisch schmeckenden Vitaldrink, den du nach Belieben weiter verfeinern und variieren kannst.

Ein Super-Food-Smoothie schmeckt nicht nur gut, sondern hat auch einen außergewöhnlichen Einfluss auf deine Gesundheit und die Vitalität deines Körpers. Wenn du täglich einen Smoothie trinkst, stehen deinem Körper schon viel mehr Vitamine, Mineralien, Antioxidantien, Proteine und Phytonährstoffe zur Verfügung. Das führt nicht nur dazu, dass die Haare dichter wachsen und Hauterkrankungen verschwinden, auch chronische Krankheiten wie Diabetes und Übergewicht, Allergien und Asthma heilen. Außerdem wirst du eine allgemeine Stimmungsverbesserung und viel mehr Lebensfreude feststellen. Das Leben spielt sich plötzlich auf einem ganz anderen Energieniveau ab. Deine Zellen werden strahlen. Und das zieht auch eine gesteigerte Wahrnehmung des höchsten dir zur Verfügung stehenden Bewusstseins nach sich. Es gibt also zwei ganz wesentliche Aspekte: Super-Food-Smoothies sind für den Körper gut, und sie unterstützen die spirituelle Entwicklung!

Rezepte und Zubereitung

Wir geben dir nun einen Überblick über die besten Super Foods. Die meisten davon sind mittlerweile relativ leicht erhältlich. Du kannst viele Super Foods in gut sortierten Bioläden bekommen. Ansonsten findest du im Internet viele Spezialversender.*

Natürlich gibt es viele verschiedene Qualitäten und große Unterschiede beim Preis. Wenn du auf die Suche gehst, wirst du feststellen, dass es viele Super-Food-Lieferanten gibt, die alle eine große Auswahl an Produkten führen. Bedauerlicherweise gibt es aber einige Anbieter, die minder gute Qualitäten vertreiben, Produkte, die nicht hunderprozentig roh sind oder mit veralteten Methoden hergestellt wurden. Es gibt auch Hersteller, die anfüllende Inhaltsstoffe verwenden, nicht biologisch anbauen oder Süßungsmittel und andere Zusätze beifügen. Wähle also immer eine Bezugsquelle, bei der du sicher sein kannst, dass sie alle Anforderungen an ein echtes Super Food erfüllen: roh und höchste, unberührte Bioqualität. Bestenfalls sollte der Hersteller unabhängige Studien vorweisen können.

---

* Auf Anfrage versenden die Autoren gern eine Übersicht empfohlener Spezialversender.

Geräte und Utensilien für die Zubereitung

Für unsere Küche haben wir eine wichtige Grundeinstellung: so wenig Plastik wie möglich. Wenn du nämlich beginnst, dich mit dieser Thematik auseinanderzusetzen, wirst du ganz schnell zu erschreckenden Einsichten gelangen.* Nicht nur, dass unser Planet vor Plastikabfall überquillt, der niemals wieder ganz verschwinden wird. Vor allem unsere Meere sind mit mikrofeinen Plastikteilchen durchzogen. Im Pazifischen Ozean gibt es einen Plastikstrudel, der so groß ist wie die Fläche Spaniens und Frankreichs zusammen. Das Schlimme daran ist, dass das Plastik meist mit Bisphenol-A (BPA) vermischt ist, das vor allem auf das Hormonsystem von Mensch und Tier wirkt. Fische können nicht zwischen Plankton und Plastikteilchen unterscheiden. Sie schlucken den Müll, und das BPA gelangt somit auch wieder in unsere Nahrungskette. Bei uns Menschen kann es zu Unfruchtbarkeit und Fettleibigkeit führen. Besser ist es also, so wenig Plastik wie möglich zu verwenden und bereits beim Lebensmitteleinkauf darauf zu achten. Wir lagern unsere Lebensmittel am liebsten in Glasbehältern. Viele Küchengeräte sind zwar noch aus Plastik, doch bei vielen Herstellern wird darauf geachtet, BPA-freie Kunststoffe zu verwenden.

Für die Zubereitung der Smoothies und Super-Food-Rezepte, die wir in diesem Buch vorstellen, sind vor allem zwei Küchengeräte wichtig.

---

* Wir empfehlen z. B. den Film »Plastic Planet«.

Der Blender

Hier bietet uns die Industrie natürlich eine Vielzahl von Modellen an. Der wohl stabilste, langlebigste und kraftvollste Blender ist der *Vitamix*. Er verblüfft uns immer wieder, wenn er selbst Nüsse ohne Mühe zerkleinert. Mittlerweile gibt es auch gute Geräte, die weitaus günstiger sind und trotzdem eine hervorragende Leistung bringen. Ein weiteres bekanntes Küchengerät ist der *Thermomix*. Auch damit kannst du ganz wunderbar Smoothies zubereiten. Auf Reisen haben wir immer unseren *Personal Blender* dabei. Dieser kleine, handliche und starke Mixer ist ideal für das Hotelzimmer und die Ferienwohnung. Er ist mit einem Kilogramm recht leicht und so klein, dass er immer einen Platz im Koffer findet. Natürlich kannst du auch mit einem handelsüblichen Blender beginnen, doch du wirst eventuell nicht dieselbe cremige Konsistenz damit erreichen.

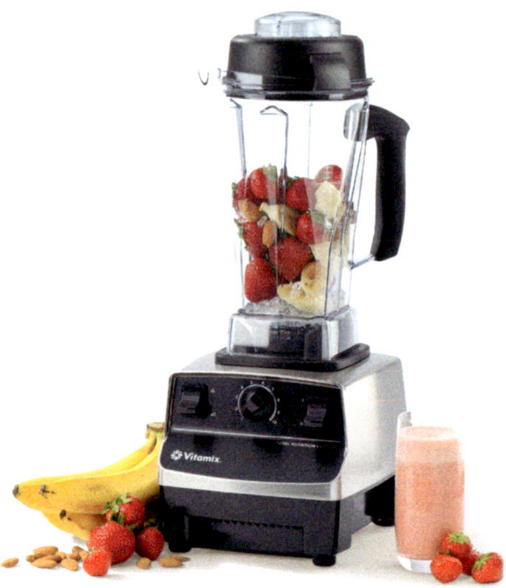

Abb. VitaMix

Der Lebensmitteltrockner oder Dehydrator

Wie bereits erwähnt werden alle Speisen noch als »roh« betrachtet, die nicht über 42 Grad Celsius erhitzt wurden. Dafür ist ein Dehydrator ein ideales Gerät. Bei den gängigen Modellen kannst du mittels eines Thermostats die Temperatur genau einstellen. Der bekannteste Dehydrator ist der *Excalibur*. Es gibt aber auch hier viele Alternativen in unterschiedlichen Preisklassen. Eine weitere Möglichkeit ist, den Heißluftofen zu verwenden. Dabei fehlt einem allerdings die Möglichkeit zur exakten Regelung der Temperatur. Viele lassen die Ofentür offen und haben damit gute Erfahrungen gemacht.

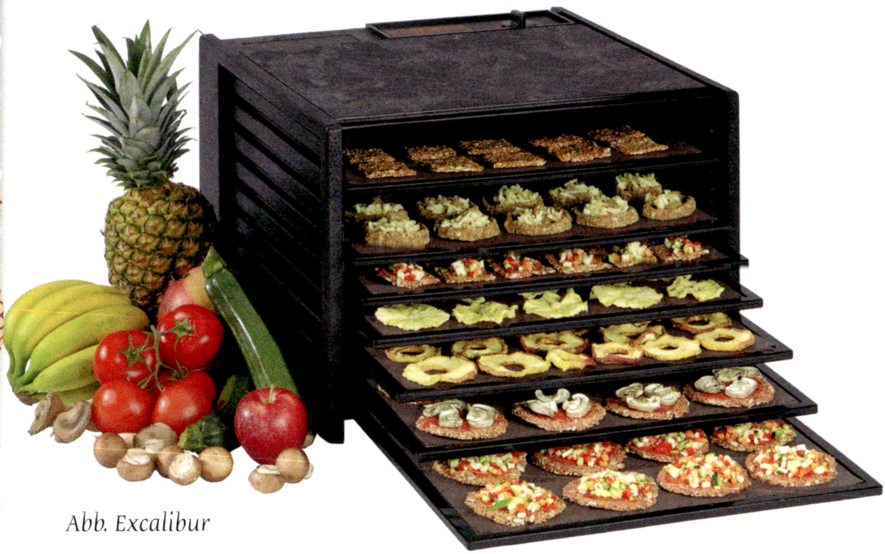

Abb. Excalibur

Roher Kakao

Alles, worin Schokolade enthalten ist, hat seinen Ursprung in einer Kakaobohne. Diese Bohnen sind die Samen des Kakaobaumes. Die rohen Kakaobohnen schmecken ein wenig wie dunkle Schokolade. Die Ureinwohner Amerikas nannten sie »die Nahrung der Götter«, und in vielen Kulturen wurden sie sogar als Zahlungsmittel verwendet. Natürlich ist Schokolade auch das Symbol für Sinnlichkeit, Vergnügen und Sexualität, deswegen wird sie auch als Herznahrung bezeichnet.

Kakaobohnen enthalten über 1200 chemische Komponenten, die sie zu einer der komplexesten Substanzen auf der Erde machen. Sie haben eine der höchsten Konzentrationen an natürlichen Antioxidantien, 15 Mal mehr als Blaubeeren, 20 Mal mehr als Rotwein und 30 Mal mehr als grüner Tee. Rohe Kakaobohnen enthalten viel Magnesium, Zink, Chrom und Vitamin C. Sie vermindern depressive Gefühle, unterstützen das Herz und das Gehirn und sind als eine der besten Magnesiumquellen bereits bei Ernährungswissenschaftlern in den Fokus gerückt, um ADHS-Symptome auszugleichen. Doch all diese Wirkungen entfaltet die Kakaobohne nur in ihrer reinsten, rohen Form. Erhitzte und weiterverarbeitete Milchschokolade hat durch das zugefügte Fett und den raffinierten Zucker immer Nebenwirkungen.

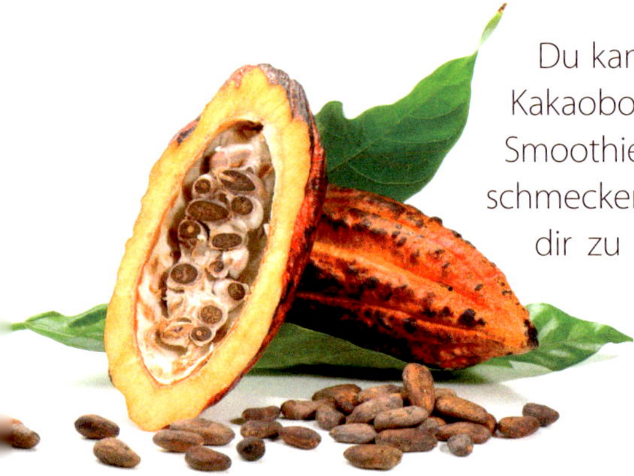

Du kannst ein paar rohe, geschälte Kakaobohnen in deinen Super-Food-Smoothie geben, doch auch pur schmecken sie extrem gut. Wenn sie dir zu bitter sind, probiere einmal eine Mischung aus Gojibeeren, Cashews und rohen Kakaobohnen-Stückchen. Das ist ein wunderbarer Snack für zwischendurch und ersetzt den Schokoriegel am Nachmittag. Auch den Prozess der Gewichtsabnahme beeinflussen die rohen Kakaobohnen positiv. Mit Schokolade abnehmen – nicht schlecht, oder?

Der rohe Kakao wird in verschiedenen Formen angeboten: in ganzen Bohnen, als Kakao-Nibs, das sind 2 bis 3 mm große Stückchen, und als Pulver.*

* Mehr dazu und viele leckere Rezepte findest du im Buch *Roh-Schokolade – Super Food und Aphrodisiakum* von Britta Diana Petri und Thorsten Weiss.

Schoko-Vanille-Kokos-Drink

250 ml Bio-Kokoswasser
1 EL rohes Kakaopulver
1 EL rohe Cashews
1 Msp. rohes Vanillepulver
1 Banane
4 Datteln
1 Prise Himalayasalz

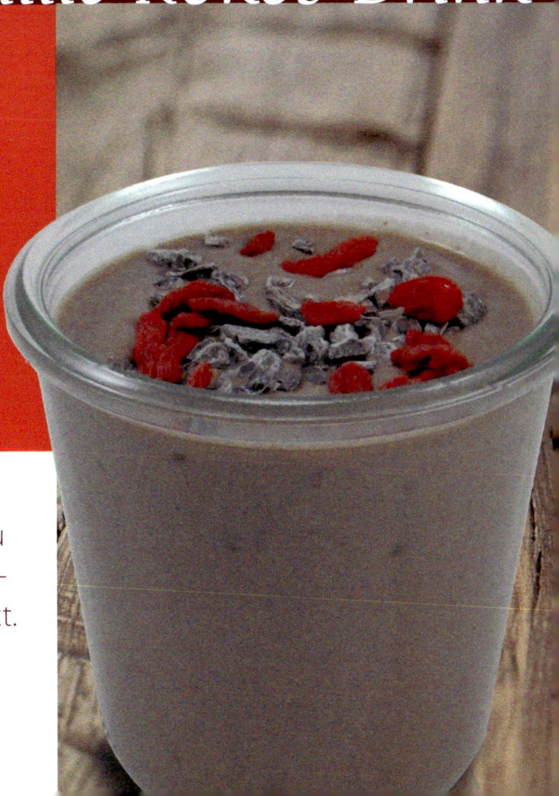

Alle Zutaten werden im Blender für eine Minute zu einem cremigen schokoladig-nussigen Drink vermixt.

Reiskleie und ihr Protein

Ein Reiskorn besteht aus drei Teilen. Der größte Teil ist das Nährgewebe. Es besteht hauptsächlich aus Kohlenhydraten. Dieses Gewebe gibt dem Reis seine Kalorien und dem Keimling die Kraft zum Keimen. Der Reiskeim ist der zweite Teil des Reiskorns. Aus ihm entwickelt sich die kleine Pflanze, wenn der Samen keimt. Der dritte Teil besteht aus den Randschichten des Korns und ist der wirklich interessante Teil für uns: die Reiskleie. Diese enthält nicht nur ein besonders hochwertiges Protein, sondern außerdem eine Fülle lebenswichtiger Vitalstoffe. Gewöhnlicher weißer Reis wird geschält, Kleie und Keim fehlen ihm. Er besteht daher fast nur noch aus Kohlenhydraten. All die wertvollen Proteine und Vitalstoffe wurden ihm mit der Kleie und dem Keim genommen. Sie werden vom herkömmlichen Reis abgespalten, weil sie nicht lange haltbar sind.

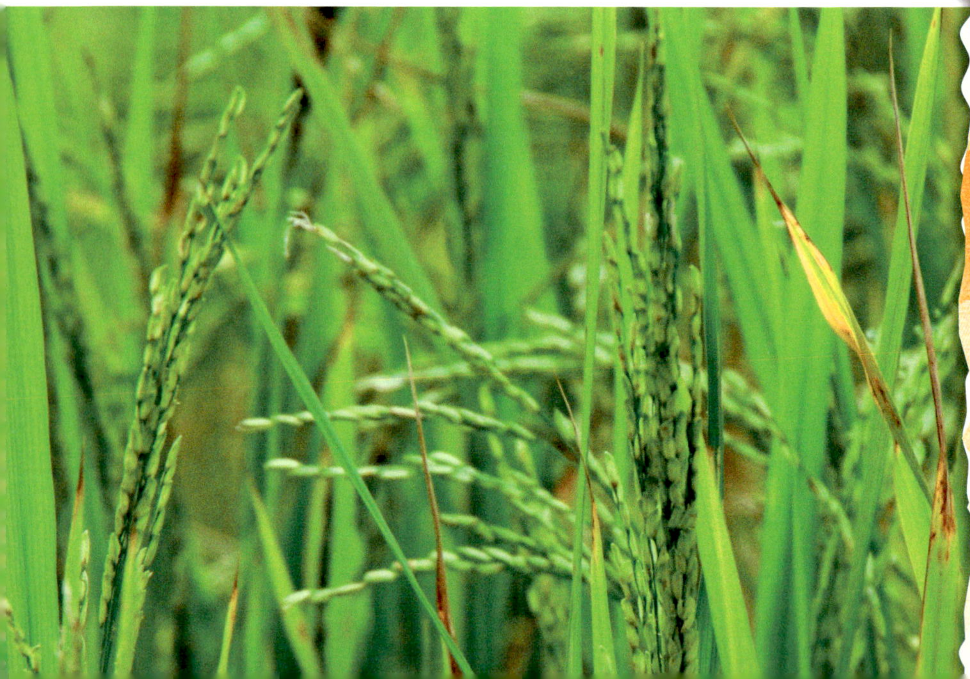

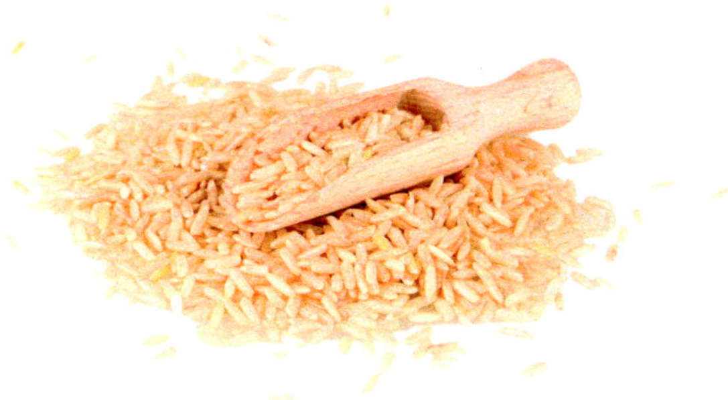

Wir wollen das Reisprotein hier als Super Food vorstellen, weil viele Vegetarier und Veganer alternative Eiweißlieferanten und gut verdaubare Pflanzenproteine suchen und Veganer jegliche tierische Eiweißquellen wie Fleisch, Fisch oder Milchprodukte von ihrem Speiseplan gestrichen haben. Reisprotein ist neben Sojaprotein eine sehr gute, wenn nicht sogar die bessere Alternative. Reisprotein ist hypoallergen, also kaum allergieauslösend, und glutenfrei.

Ausreichend Proteine sollten immer Bestandteil einer gesunden und vitalen Ernährung sein. Sie sind für den Muskelaufbau notwendig, aber auch, um abzunehmen. Die langkettigen Aminosäuren bauen die Muskeln auf, verdauen das Essen, unterstützen den Stoffwechsel und regeln viele andere Körperfunktionen. Proteine sind aber nur dann sinnvoll, wenn sie von der natürlichsten Quelle kommen: den Pflanzen. Sie sollten roh sein, sonst verlieren sie ihre Wirkung. Wenn du diese Art Proteine zu dir nimmst, wird dein Körper es dir danken.

Bei der Proteinzufuhr ist es wichtig, das richtige Gleichgewicht zu finden. Zu wenige Proteine schwächen den Körper, und du wirst dadurch anfällig. Zu viele Protein machen aber schnell übergewichtig und belasten dazu noch die Organe.

Reisprotein aus bester Reiskleie hat noch eine weitere Besonderheit: Die Aminosäurezusammensetzung ähnelt zu 98 % der unserer Muttermilch!

Reisprotein sollte aus rohem, gekeimtem, braunem Vollkornreis hergestellt werden. Dann ist es hypoallergen, enthält alle essenziellen und nichtessenziellen Aminosäuren und schmeckt ausgewogen. Man bekommt es in verschiedenen Geschmacksrichtungen, z. B. Vanille, Schokolade und Natur.

Weißer Schoko-Minz-Smoothie

200 ml Reis- oder Haferdrink

1 EL Reisprotein Vanille

1 Banane

2-3 Blätter frische Minze

1 TL Kakaonibs

Vermixe alle Zutaten eine Minute lang im Blender zu einem cremigen Smoothie.

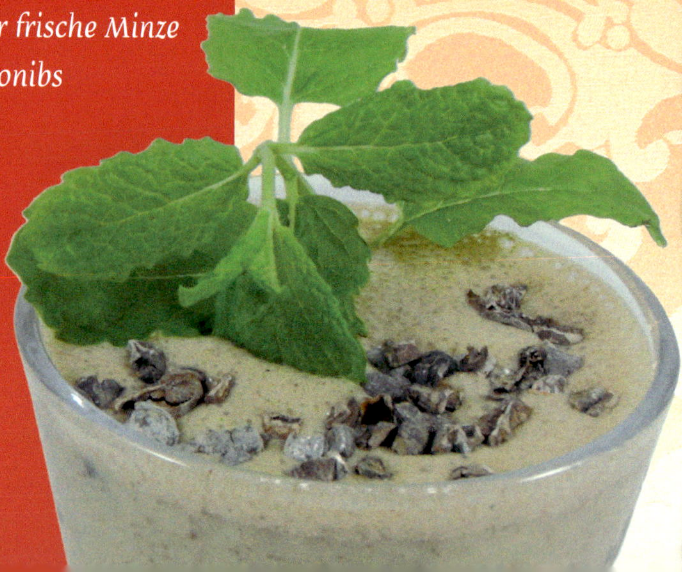

Die Kokospalme

Quelle von Schönheitssaft und wertvollem Öl

Die Kokospalme ist ein Phänomen. Sie liefert nämlich nicht nur ein, sondern gleich mehrere erwähnenswerte Super Foods. Die gewaltigen Gewächse werden bis zu 30 Meter hoch und wachsen in den tropischen Gebieten unserer Erde, meist auf Inseln und entlang den Küsten.

Die uns allen bekannte Kokosnuss kann in ihren verschiedenen Wachstumsphasen Lieferant für vielerlei Nahrungsmittel sein. Diese besondere Nuss ist voller Nährstoffe und ganz besonders reich an Ballaststoffen, den Vitaminen A und E und vielen Mineralien.

Bereits die junge Kokosnuss kann mit etwas ganz Besonderem aufwarten, dem Kokoswasser.

Kokoswasser

Die Kokosmilch wird dir aus der asiatischen Küche längst bekannt sein. Erst jetzt beginnt die Flüssigkeit aus der jungen, noch grünen Kokosnuss zu einem Trend zu werden. Zur Gewinnung des klaren Kokoswassers wird die Kokosnuss geerntet, solange sie noch grün ist und noch nicht die uns bekannte

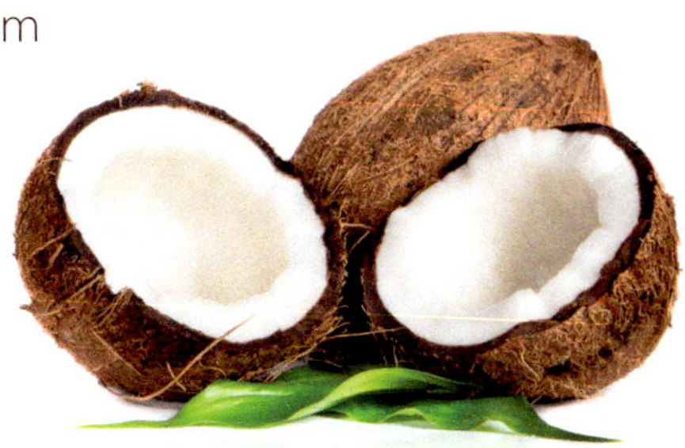

braune, haarige Oberfläche bekommen hat. Zu diesem Zeitpunkt hat das Kokoswasser den höchsten Nährwert.

Das Kokoswasser ist für die Bewohner der tropischen Länder immer ein natürliches Erfrischungsgetränk gewesen. Es ist ein von Natur aus isotonisches Getränk und hat einen höheren Elektrolytgehalt an Kalium als die im Handel angebotenen isotonischen Sportdrinks. Besonders nach dem Sport ist dieses Getränk also wertvoll. In manchen tropischen Ländern wird das Kokoswasser sogar als Ersatz für Muttermilch verwendet. Da das Kokoswasser dem menschlichen Blut sehr ähnlich ist, wird es in den entlegenen Regionen der Welt in Notfällen als Blutersatz verwendet, denn Blutkonserven sind dort nicht immer verfügbar.

Sobald das Kokoswasser aus der es schützenden Nuss genommen wird, verliert es bald seinen besonderen Geschmack und wertvolle Nährstoffe. Deswegen ist es am besten, wenn es direkt aus der Kokosnuss getrunken wird. In vielen Asiashops kannst du diese frisch kaufen, und selbst im Internet findest du Bio-Kokosnüsse. Natürlich bietet der gut sortierte Biofachmarkt das Kokoswasser auch in Flaschen an.

Kokoswasser ist pur und eisgekühlt besonders im Sommer ein Genuss und gibt auch eine schöne geschmackliche Abwechslung in der Küche. So wie die Kokosmilch schon seit jeher ihren festen Platz in der ostasiatischen und indischen Küche gefunden hat, verwenden wir das Kokoswasser gern für unsere Salate.

Kokoswasser-Salatdressing

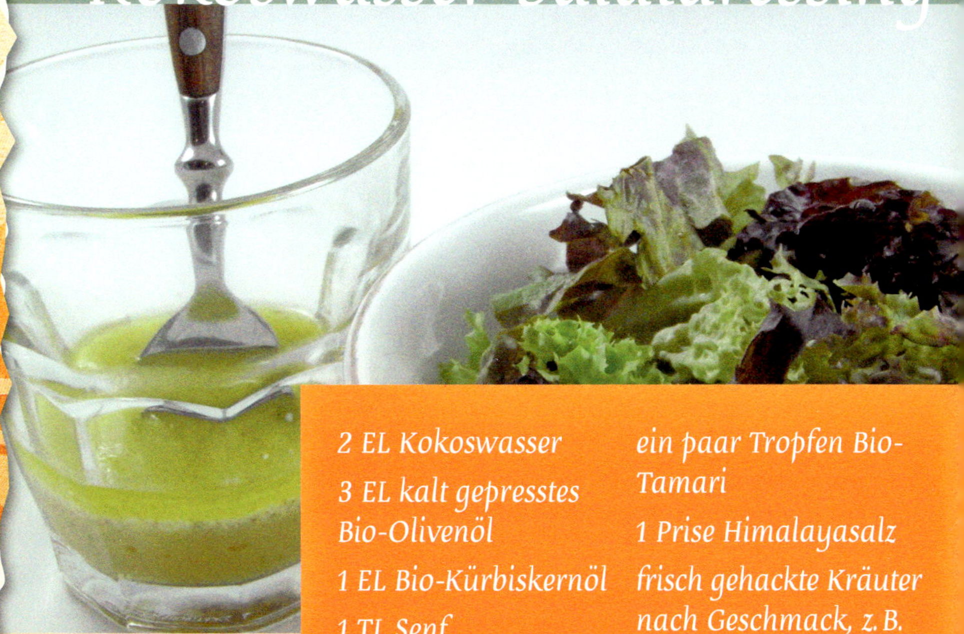

2 EL Kokoswasser

3 EL kalt gepresstes Bio-Olivenöl

1 EL Bio-Kürbiskernöl

1 TL Senf

Saft 1/2 Zitrone

ein paar Tropfen Bio-Tamari

1 Prise Himalayasalz

frisch gehackte Kräuter nach Geschmack, z. B. Petersilie, Koriander, Rosmarin oder Dill

Vermenge alle Zutaten, am besten in einem kleinen Blender oder mit dem Stabmixer. Lasse das Dressing 10 Minuten ziehen, damit die Aromen gut verschmelzen und sich ihr Geschmack voll entfalten kann. Mixe das Dressing danach noch einmal kurz auf, und gib es über frischen, knackigen Blattsalat.

Kokosöl

Die reife Kokosnuss enthält immer noch einen kleinen Rest des leckeren Wassers. Doch in diesem Reifezustand ist sie vor allem eine perfekte Basis für die Herstellung von Kokosöl. Dieses Öl ist eine gesättigte, hauptsächlich mittel- und langkettige Fettsäure. Das macht das Kokosöl zu einem sehr gesunden Öl für unseren Körper, das direkt aufgenommen und verwertet werden kann. Das Öl besteht zu 50 % aus Laurinsäure, die in unserem Darm direkt zu Monolaurin verarbeitet werden kann. Dieser Stoff sorgt für eine extrastarke Abwehrkraft gegen Bakterien und sogar Grippe-, Herpes- und Hepatitis-C-Viren und unterstützt die Produktion des »guten« und gefäßschützenden HDL-Cholesterins.

Ohne Übertreibung können wir sagen, dass du von Kokosöl sogar schlank wirst. Denn es sorgt für einen gesunden und schnellen Stoffwechsel und verringert das Hungergefühl. Es hat eine stimulierende Wirkung auf die Schilddrüse, die für den Stoffwechsel hauptverantwortliche Drüse. Gute Fette sind notwendig für den Körper und tragen dazu bei, dass die fettlöslichen Vitamine A, D, E und K überhaupt vom Körper aufgenommen werden können.

Die Möglichkeiten zum Einsatz von Kokosöl sind endlos: Du findest es in vielen verschiedenen Smoothierezepten in diesem Buch wieder. Das liegt daran, dass fettlösliche Vitamine und andere Stoffe erst dann für deinen Körper verfügbar werden, wenn Fett sie aufspaltet. Auch deine Haut kann sich durch das reine und unbehandelte Kokosöl wieder an seine natürliche Schönheit und Weichheit erinnern. Jenny nimmt das Kokosöl schon jahrelang als natürliche Bodylotion, und es hilft der Haut sogar bei einer Schuppenflechte. Auch das Haar gewinnt an natürlicher Spannkraft, wenn du es regelmäßig mit einer »Kokoskur« behandelst. Der Schmelzpunkt liegt bei ca. 25 Grad Celsius, du kannst das Fett also einfach im Wasserbad verflüssigen. Das macht es zu einem idealen Bindemittel in süßen Rezepten. Es schmeckt auch einfach als Butterersatz auf dem Kräcker oder einer Scheibe Brot, und wenn du deine Speisen brätst, dann am besten in Kokosöl, denn es verändert seine Struktur auch bei hohen Temperaturen nicht und unterstützt somit weiterhin deine Zellen. Auch Backen ist mit Kokosöl möglich, und die Kuchen werden damit bestimmt noch leckerer als mit den herkömmlichen Fetten Margarine oder Butter.

Kokos-Glückskugeln

2 EL Bio-Kokosöl

2 EL Kokosraspel

20 Datteln

3 EL rohes Kakaopulver (wenn du es gern kross magst, zusätzlich 1 EL rohe Kakaonibs)

1-2 EL Quellwasser

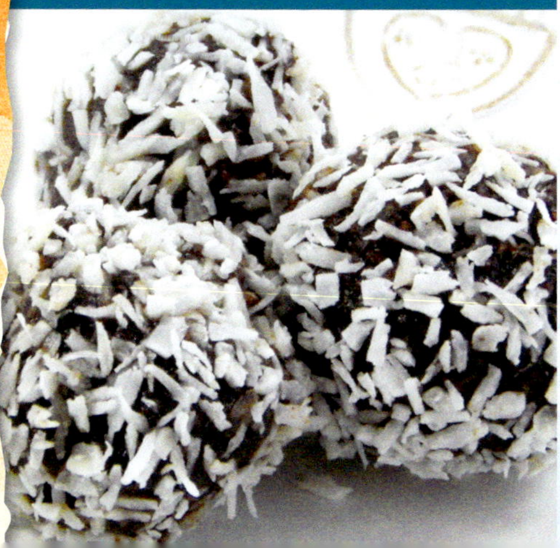

Vermenge alle Zutaten bis auf die Raspel in einer Küchenmaschine oder einem Hochleistungsblender, bis ein zäher Teig daraus wird. Forme danach kleine Kugeln von 2–3 cm Durchmesser, und wälze diese in einem Teller mit Kokosraspeln. Danach kommen sie für ca. ½ Stunde in den Kühlschrank, bevor sie verzehrt werden können. Sie können dort auch für viele Tage aufbewahrt werden. Wenn es bei uns diese Kugeln gibt, dann halten sie allerdings nicht lange. Das ist für unseren süßen Zahn das Beste, was es gibt – unser absoluter Favorit!

Hanf

Hanf gehört zur Familie der Maulbeeren und ist eine der ältesten bekannten Heilpflanzen der Welt. Sie hat ihren Ursprung in Zentralasien, wo sie bereits in der Steinzeit angebaut wurde. Der Hanf wurde wegen seiner heilenden Eigenschaften über die Jahrhunderte hinweg in vielen Kulturen verwendet. In der Super-Food-Küche verwenden wir hauptsächlich geschälte Hanfsamen, Hanföl und Hanfproteinpulver. Der für die Herstellung dieser Produkte verwendete Nutzhanf enthält natürlich nichts vom berauschenden Inhaltsstoff Tetrahydrocannabinol (THC) und hat somit auch keine psychoaktive Wirkung.

Die geschälte Hanfsaat ist eine der reichsten Quellen pflanzlicher Eiweiße. Nur die blaugrünen Algen wie Spirulina oder Chlorella enthalten noch mehr davon. Hanf bietet von allen Saaten, die auf der Welt vorkommen, den höchsten Gehalt an essenziellen Fettsäuren. Er ist darüber hinaus glutenfrei. Die Hanfsaat ist nicht nur reich an Fettsäuren und Eiweißen, sondern enthält auch eine Menge Mineralien und Antioxidantien sowie neun essenzielle Aminosäuren, die unser Körper nicht selbst produzieren kann, und wertvolle Omega-3- sowie Omega-6- und -9-Fettsäuren – und dies genau in dem Verhältnis, in dem dein Körper sie benötigt.

Die pflanzlichen Eiweiße unterstützen den Muskelaufbau und das Durchhaltevermögen. Sie halten den Blutzuckerspiegel in Balance, sorgen für eine schnellere Genesung, stimulieren die natürliche Reinigungskraft des Körpers und geben starke Knochen und Zähne. Hanfsaat liefert mehr als 20 verschiedene Mineralien und Spurenelemente, die essenziell für eine Vielzahl von Funktionen des Körpers sind. So sind Magnesium, Kalium, Kalzium, Eisen, Mangan, Zink, Kupfer, Platin, Phosphor, Schwefel, Borium, Nickel, Germanium, Zinn, Jod, Chrom, Silber und Lithium in dieser Wunderpflanze enthalten.

Hanfsaat ist eine großartige Gehirnnahrung, hilft, das überschüssige Fett im Körper zu verbrennen, und stärkt das Immunsystem. Die Eiweiße und Phytonährstoffe fördern die Widerstandskraft, sorgen für einen ausbalancierten Blutfettgehalt und halten Gewebe, Organe, Zellen und Haut gesund. Die natürliche Reinigungskraft wird unterstützt und der Hormonhaushalt reguliert.

Und noch eine gute Nachricht: In Hanfsaat ist auch Schwefel enthalten. Dieser sorgt für einen wunderbaren Teint der Haut und gibt den Haaren einen feinen Glanz. Viele Super Foods sind auch Beauty-Foods!

Hanfsaat entsteht dadurch, dass die Körner maschinell vorsichtig geschält werden, sodass das hochwertige Hanföl mit seinen ungesättigten Fettsäuren, dem wichtigen Eiweiß und allen essenziellen Aminosäuren erhalten bleibt.

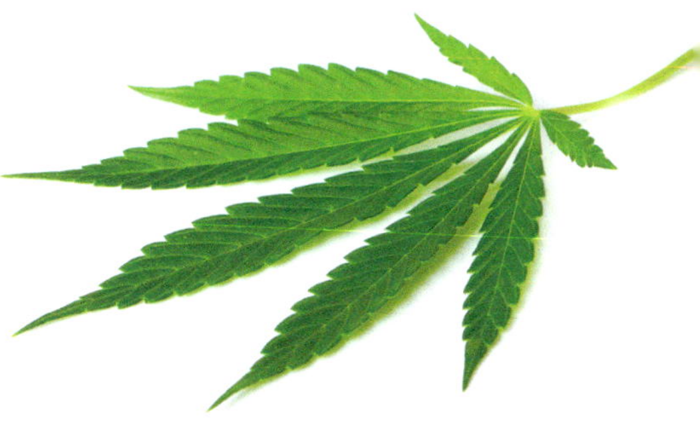

Geschälter Speisehanf verfeinert nicht nur Müsli, Brot, Kräcker, Gebäck und andere Speisen, sondern findet auch als Dekoration auf Salat, Gemüse oder Süßspeisen seine Verwendung. Sein schmackhaftes Nussaroma verleiht vielen Speisen eine interessante Note.

Herrlich süßes Feigen-Hanf-Dessert

Für die Hanfcreme:
3 TL Hanfproteinpulver
3 getrocknete Feigen
2 TL Kokosraspel
1 Msp. rohes Vanillepulver
200 ml Quellwasser

Für das Dessert:
2 frische Feigen
1 TL geschälte Hanfsaat

Lege die getrockneten Feigen 1–2 Stunden lang in Quellwasser ein. Vermixe alle Zutaten für die Hanfcreme im Blender zu einer festen Masse. Schneide die frischen Feigen in dünne Scheiben, und richte sie auf einem Teller an. Gib die Hanfcreme leicht über die Feigen, und dekoriere diese mit der Hanfsaat. Du erhältst ein herrliches Dessert, das natürlich auch mit anderen Obstsorten wie z. B. Kiwi, Papaya, Mango, Pfirsich oder Trauben zubereitet werden kann.

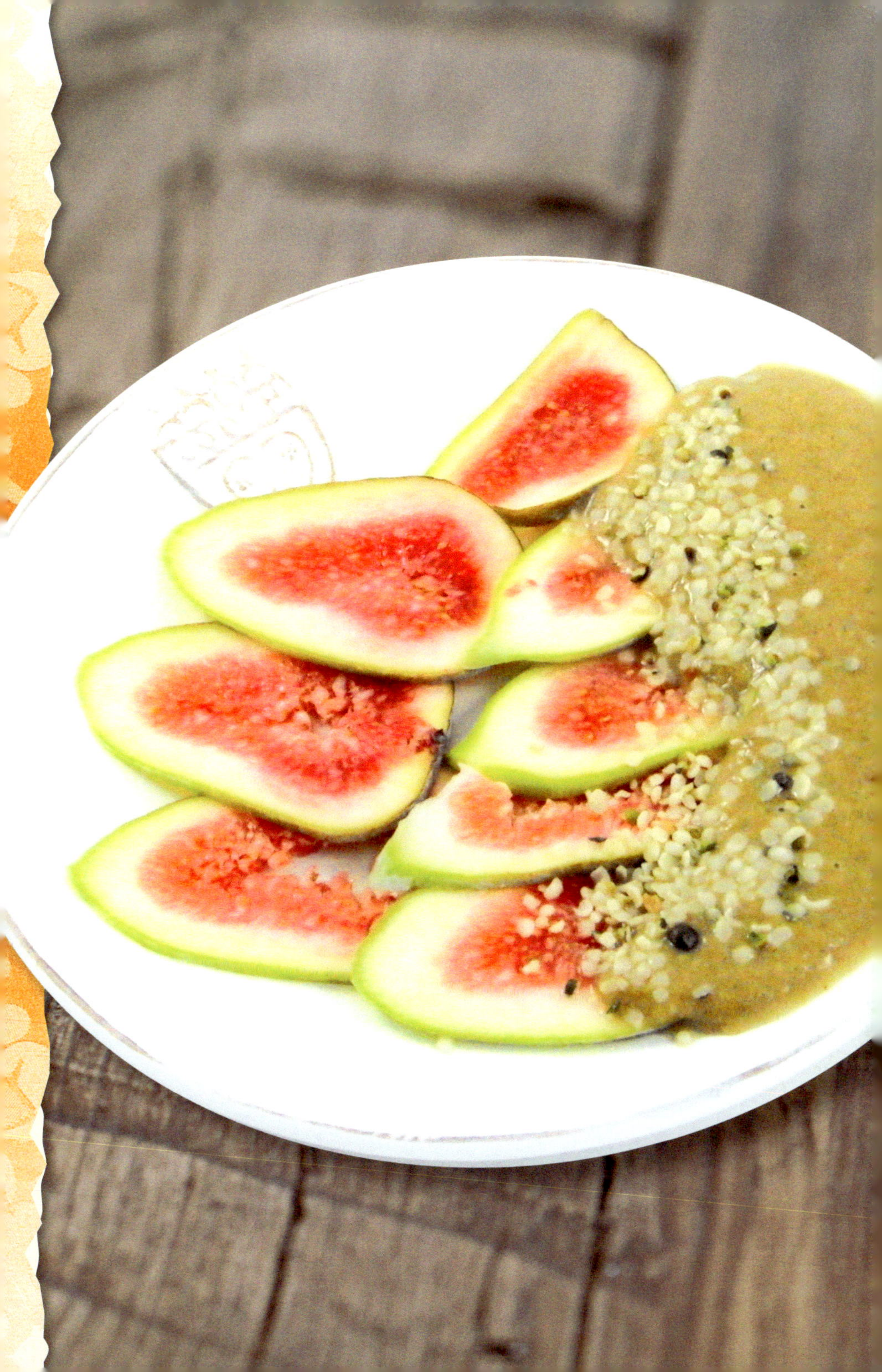

Moringa - der Wunderbaum

Diese Pflanze ist so besonders, dass wir ihr hier einen besonderen Ehrenplatz geben wollen. Wenn wir gefragt werden, welches Super Food wir am liebsten verwenden, dann ist es Moringa. Das ist die Neuentdeckung, der Superstar für die Neue Zeit! Gerade wenn Menschen damit beginnen wollen, sich grüne Smoothies zuzubereiten, ist der komplexe Nährstoffgehalt des Moringablatt-Pulvers geradezu ideal.

Was macht diese Pflanze so besonders? Moringa enthält 2 Mal so viel Eiweiß wie Soja, 4 Mal so viel Vitamin E wie Weizenkeime, 4 Mal so viel Vitamin A wie Karotten, 6 Mal so viele Polyphenole wie Rotwein, 7 Mal so viel Vitamin C wie Orangen, 15 Mal so viel Kalium wie Bananen, 17 Mal so viel Kalzium wie Milch, 25 Mal so viel Eisen wie Spinat, alle essenziellen Aminosäuren und 26 entzündungshemmende Substanzen, 46 Antioxidantien für ein langes Leben, Omega-3-, -6- und -9-Fettsäuren, die Wunderstoffe Zeatin und Salvestrol und die höchste Konzentration an Chlorophyll aller bisher untersuchten Pflanzen – also Sonnenenergie pur!

Zeatin öffnet die Türen für Vitalstoffe und bringt sie an den Ort, wo sie von den Zellen benötigt werden. Zeatin sorgt quasi dafür, dass sämtliche Vitamine, Mineralstoffe, Spurenelemente und Aminosäuren durch den Körper aufgenommen werden. Zeatin ist ein wichtiger Regulationsfaktor der Zellen und ein starkes Antioxidans, also zellschützend und zellregenerierend. Zwar findet man Ze-

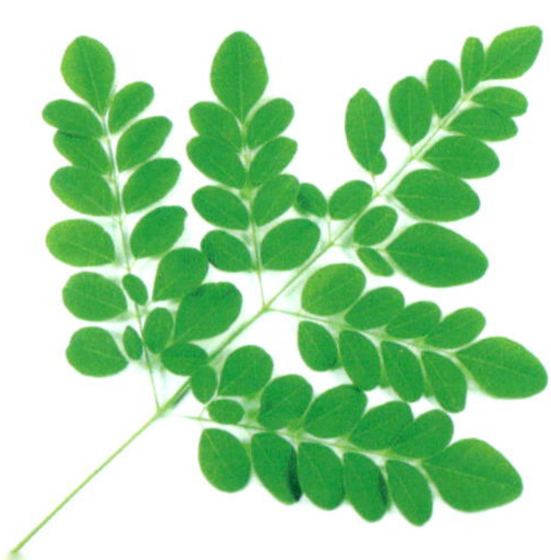

atin in vielen Pflanzen, jedoch meist nur in Mengen von unter einem Mikrogramm pro Gramm. Das Moringablatt dagegen enthält mehr als das Hundert- bis Tausendfache je Gramm.

Ebenso außergewöhnlich ist der hohe Gehalt an Mangan, Chrom und dem seltenen Bor. Mangan ist unter anderem für gesunde Gelenke und Knochen wichtig, und Chrom kommt im Stoffwechsel und bei Stressbelastung eine zentrale Bedeutung zu. Bor wurde bisher nicht zur Gruppe der lebenswichtigen Spurenelemente gerechnet, doch in den letzten Jahren wird seine Bedeutung allmählich erkannt: Bor ist grundlegend für den Aufbau von Serin, einer Aminosäure, die in nahezu allen Proteinen des menschlichen Organismus enthalten ist. Bor spielt für den Calcium-, den Magnesium- und den Phosphorhaushalt eine dominante Rolle und wird medizinisch erfolgreich bei Osteoporose eingesetzt. Es reduziert stressbedingte Oxidation, hemmt die Zellteilungsrate von Zellen ohne Differenzierung (wie Krebszellen) und ist dasjenige Spurenelement, das normalerweise im Gehirn am meisten zu finden ist. Elementares Bor ist jedoch giftig, als Nahrungsergänzung eignen sich daher nur Pflanzen mit hohem Borgehalt – allen voran Moringablätter, die mit 31 Milligramm je 100 Gramm den höchsten Gehalt daran besitzen. Größere Mengen an organischen Borverbindungen besitzen sonst nur Quitten (ca. 10 mg je 100 g), Mandeln (3,4 mg je 100 g) und Rote Bete (2,1 mg je 100 g).

Kurz gesagt: Moringa ist das wohl vollkommenste uns bekannte Super Food, das alle Nährstoffe enthält, die ein Mensch von seiner Zeit im Mutterleib bis ins hohe Alter benötigt. Einfach genial!

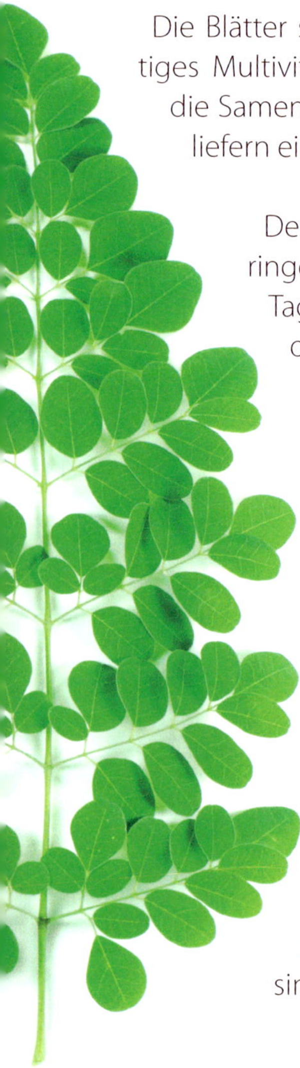

Die Blätter sind ein natürliches, außergewöhnlich vielseitiges Multivitamin-, Mineralstoff- und Vitalstoffkonzentrat, die Samen befreien Wasser von Bakterien und Viren und liefern eines der edelsten und stabilsten Öle.

Der Vitalstoffgehalt ist so hoch, dass bereits geringe Mengen des Blattpulvers den empfohlenen Tagesbedarf an vielen notwendigen Vitalstoffen decken. Moringa ist vielseitig in der Küche einsetzbar: als Gewürz, für die Suppe, im Salat, an Gemüse, in Getränken.

Alle Bestandteile des Baums weisen vielerlei Einsatzmöglichkeiten auf. Die Blätter und Früchte können frisch oder getrocknet als Nahrungsmittel verwendet werden, die Blüten als Gewürz, als Nektarquelle für die Bienenzucht und als Medizin, die Samen können gegessen werden, aus ihnen kann Öl gewonnen werden, sie werden zur Wasserreinigung benutzt und natürlich zum Anpflanzen, und selbst die Rinde liefert wertvolle Grundstoffe für die Medizin und zur Seil- und Papierherstellung, die Wurzeln sind ein Nahrungsmittel und werden in der Medizin verwendet, und letztlich werden die gesamten Pflanzen für Tierfutter und als Biomasse für alternative Energie verwendet. Selbst die »Abfallprodukte« sind ein perfekter Biodünger.

Da der Baum gerade in den Ländern der Erde gut wächst, in denen oft auch der Hunger groß ist, kann seine gezielte Nutzung Mangel lindern helfen. So berichten Mitarbeiter von afrikanischen Hilfsprojekten, dass Kinder durch nur drei Esslöffel Moringapulver pro Woche deutlich gekräftigt wurden. Ein Professor eines Tropenzentrums betont, dass die Produkte des Moringabaums außerordentlich hilfreich bei ernährungsbedingten Krankheiten sind. Sie helfen sowohl bei Unterernährung als auch bei westlicher Fehlernährung.

Wegen seiner vielfältigen Wirksamkeit wird »Moringa olifeira« auch »Wunderbaum« oder »Baum des langen Lebens« genannt. In manchen Regionen ist er auch als Meerrettichbaum, Trommelstockbaum oder Behenbaum bekannt. Ursprünglich stammt er aus dem indischen Bereich der Himalayaregion, jedoch wächst er heute weltweit in den tropischen und subtropischen Regionen der Erde, so in Afrika, Arabien, Südostasien und auch auf den karibischen und kanarischen Inseln. Wir haben kürzlich eine Plantage auf Teneriffa besucht und waren berührt von der Passion des Betreibers und der Freude der Mitarbeiter bei ihrer Arbeit. Es war, als ob der Baum mit uns sprach und uns aufforderte, das Göttliche in ihm wahrzunehmen. Innerlich den Fokus auf die Heilkraft dieser Pflanzen auszurichten, war wie ein Bad in einem Jungbrunnen. Sie strahlten so viel Frieden und Geborgenheit aus.

Wenn wir den Moringabaum als wertvollste Pflanze der Welt bezeichnen, dann ist dies sicherlich keine Übertreibung, denn er ist ein Phänomen unter den Nahrungspflanzen. Und jeder kann die erstaunliche Kraft des Moringabaumes in Form von Blattpulver oder auch eines eigenen Moringabaumes im Wohnzimmer nutzen. Das Pulver oder die Blätter können in Speisen gegessen oder als Tee getrunken werden. Der Tee hat eine angenehme frisch-süßliche Note und kann gut mit anderen grünen Teesorten wie z.B. Jasmintee kombiniert werden. Beim Einnehmen des Pulvers wird die leichte Schärfe von den enthaltenen Senfölen spürbar. Gerade dieser pikante Geschmack macht Moringa als Würzzugabe in Speisen interessant. Der Moringagarten auf Teneriffa liefert eine nachgewiesene Qualität, die kaum zu überbieten scheint. Unabhängige Institute haben einen ORAC-Wert – hierdurch wird der Gehalt an Antioxidantien angegeben – von mehr als 75 000 µmol TE/100 g festgestellt. Ein ORAC-Wert von mehr als 10 000 µmol TE/100 g gilt als hoch.*

---

* Bezugsquellen für ausgewählte Moringaprodukte können per E-Mail bei den Autoren angefordert werden: balance@behealed.de

Leckerer Moringakäse

2 TL Moringablatt-Pulver
200 g Cashews
4 Frühlingszwiebeln
1/2 Zehe Knoblauch mit Haut
1/2 TL Himalayasalz
Saft von 1 Zitrone
Saft von 1 Limette

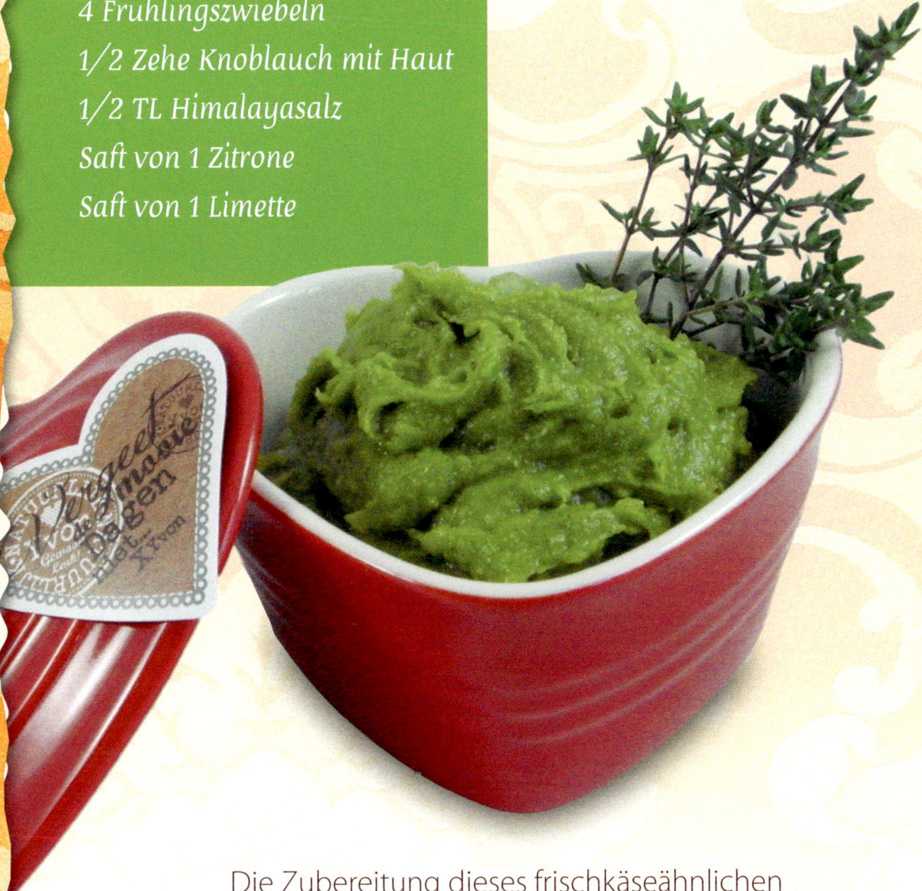

Die Zubereitung dieses frischkäseähnlichen Cashew-Aufstrichs ist wie immer in unserer Super Food-Küche ganz einfach. Alle Zutaten kommen in den Blender und werden 1 Minute lang gemixt. Fertig! Lecker als Brotaufstrich in Kombination mit etwas Rohkost oder mit frischer Avocado und Sprossen.

Spirulina

Die Blaualge Spirulina gehört zu den ältesten Formen des Lebens auf der Erde. Vor Jahrmillionen hat sie dazu beigetragen, dass in der Atmosphäre Sauerstoff gebildet wurde, der die Entstehung höher entwickelten Lebens überhaupt erst ermöglichte. Dieses aus Süßwasseralgen gewonnene Super Food ist einer der besten pflanzlichen Proteinlieferanten und gehört zu den weltweit reichsten natürlichen Quellen für Vitamine und Mineralstoffe. Es besteht zu 60 bis 70% aus reinem Eiweiß, und es sind alle acht essenziellen und alle zehn nichtessenziellen Aminosäuren in ihr enthalten. Diese wirken immunstärkend und allergiehemmend.

Spirulina enthält das sogenannte Methylsylfonylmethan (MSM), eine organische Schwefelart, die in allen lebenden Organismen vorkommt. Dieses MSM unterstützt die natürliche Schönheit der Haut und wirkt entzündungshemmend, sodass es selbst Akne eindämmen kann. Die Haut, die Haare, die Finger- und Fußnägel werden gesund und schön, und dein Haar wird schneller wachsen und an Volumen gewinnen. Spirulina hat noch eine besondere Wirkung: Sie sorgt in deinem Körper dafür, dass andere Nährstoffe und Super Foods stärker wirken. Deswegen ist Spirulina eine sinnvolle Basis für eine Ernährung mit Super Foods.

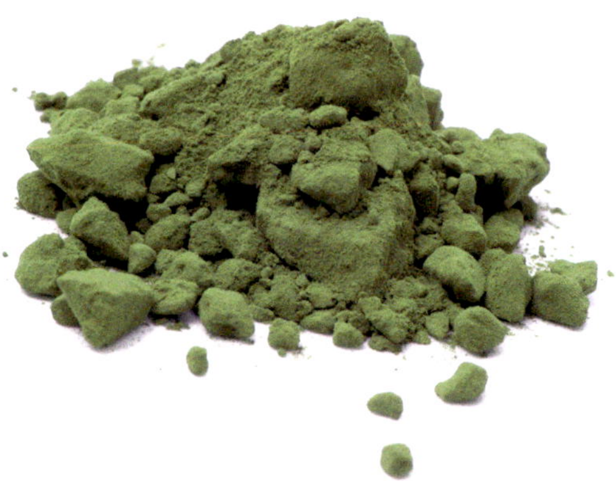

Wenn du abnehmen möchtest, ist Spirulina auch eine gute Empfehlung. Es stabilisiert nämlich den Blutzuckergehalt im Körper und vermindert dadurch das Verlangen nach Süßigkeiten.

Spiriluna enthält viel Chlorophyll und sorgt durch die vielen Nährstoffe für eine gesunde Darmflora und viel Energie. Spirulina ist ein Lebensverlängerer. Sie sorgt für ein stabiles Immunsystem und wirkt wie ein natürliches Antibiotikum. Auf ganz natürliche Weise werden deine Zellen geschützt und wird das Gewebe repariert. Die regenerierende Kraft macht Spirulina zu den Must-haves der Super-Food-Ernährung.

Supergreen

1 TL Spirulina in Pulverform

2 große Blätter Wirsing (vom Mittelstrunk befreien)

1 kleine Handvoll frische Petersilie

1 kleiner Apfel

7 Datteln

Saft von 1 Orange

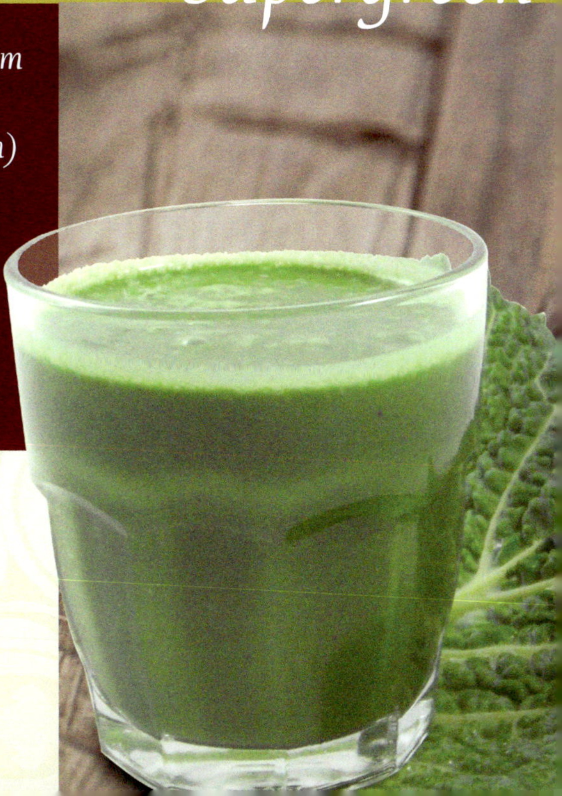

Alle Zutaten kommen in den Blender und werden für eine Minute zu einem leckeren, dunkelgrünen Smoothie vermengt.

Chlorella

Ein zweites erwähnenswertes Super Food aus der Familie der Algen ist die Chlorella. Sie ist eine grüne, einzellige Mikroalge, die schon seit etwa 3,5 Milliarden Jahren auf der Erde existiert. Sie ist eine der chlorophyllreichsten Pflanzen und hat eine ungewöhnlich hohe Nährstoffdichte. Sie liefert neben allen B-Vitaminen auch die Vitamine C und E sowie Betacarotin, Aminosäuren, Magnesium, Eisen, Spurenelemente und Kohlenhydrate. Die Chlorella ist noch kraftvoller als die Spirulina und eine der vollständigsten Nahrungsquellen dieser Erde. Der hohe Chlorophyllgehalt und beinahe 60 % Eiweiß machen sie bei Veganern sehr beliebt. Ihr hoher Gehalt an Omega-3-Fettsäuren sorgt dafür, dass die »schlechten« Cholesterine im Körper ausgeglichenen werden, weil Ablagerungen und Verengungen der Blutgefäße vermieden werden.

Die Chlorella ist bekannt dafür, dass sie den Körper entgiftet. Solltest du also viel Chlorella zu dir nehmen, achte auch darauf, dass du genügend Wasser dazu trinkst, damit die gelösten Abfallstoffe deinen Körper auch verlassen können.

Chlorella hat, genauso wie Spirulina, einen sehr positiven Einfluss auf die Schilddrüse und deren Hormonproduktion.

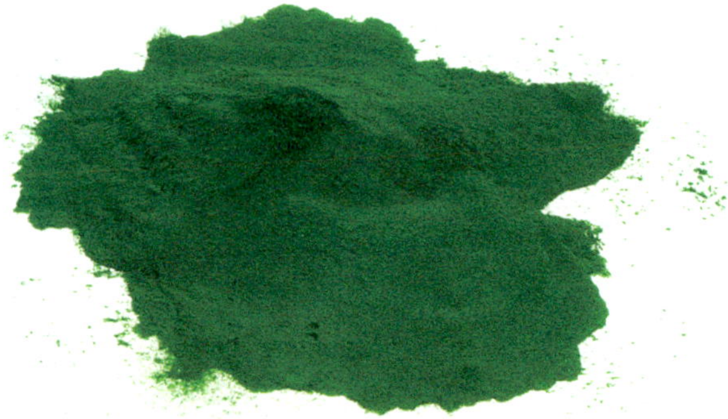

Die Schilddrüsenhormone beeinflussen den Kohlenhydratstoffwechsel, bauen Körperfette ab und Knochen- und Muskelmasse auf. Sie beeinflussen unsere Nervenfunktion und sind für die Reifung des Gehirns und der Nerven im Kindesalter besonders wichtig.

Darüber hinaus hält Chlorella den Dickdarm gesund, unterstützt den Verdauungsprozess und verstärkt das Immunsystem. Deswegen ist Chlorella gerade für eine Ernährung mit viel Rohkost ein sehr wichtiges Super Food, das dem Körper alles gibt, was er für seine Gesunderhaltung benötigt.

Der Zaubersmoothie

1 TL Chlorella
1 grüne Kiwi
1 Scheibe frische Ananas von ca. 1-2 cm Dicke
1/2 Banane
2 EL Gojibeeren
250 ml Wasser

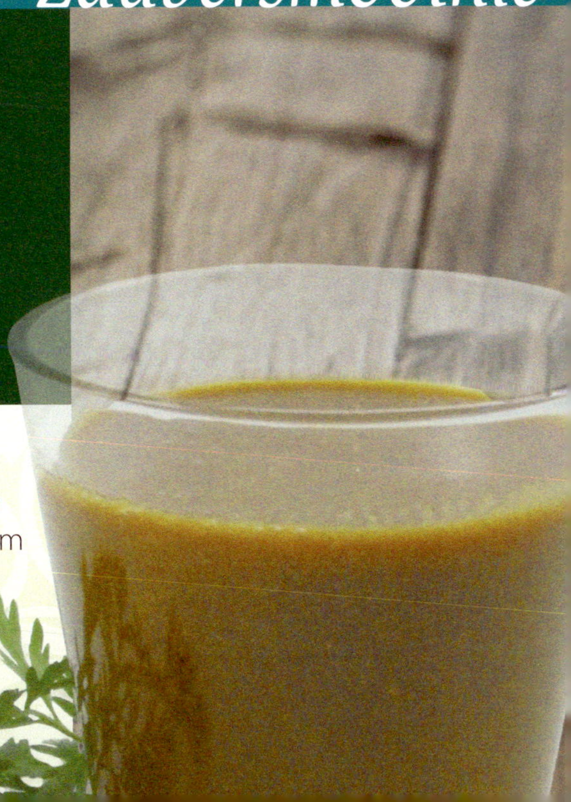

Alle Zutaten kommen in den Blender und werden eine Minute lang zu einem leckeren, dunkelgrünen Smoothie vermengt.

Weizengras & Gerstengras

Als Weizen- bzw. Gerstengras bezeichnet man die Blätter des normalen Getreides, wenn er noch jung im Wuchs, frisch und voll von grünem Chlorophyll ist. Mit über 100 Nährstoffen ist frischer Saft aus Weizen- oder Gerstengras ein hervorragender Vitalstofflieferant. In dieser Hinsicht besteht zwischen den beiden Grasarten beinahe kein Unterschied, sie schmecken allerdings verschieden. Zudem wirkt Weizengras anregend und Gerstengras beruhigend. Finde heraus, welches dir mehr zusagt. Auch wenn wir im Weiteren von Weizengras sprechen, sind beide Grasarten gemeint.

Weizengras erfreut sich immer größer werdender Beliebtheit und ist mittlerweile frisch gepresst selbst an modernen Großflughäfen zu kaufen. In einem hippen Amsterdamer Club gibt es regelmäßig Partys, bei denen dieses Getränk ganz selbstverständlich statt alkoholischer Shots getrunken wird.

Weizengrassaft wird seit vielen Jahren von Ernährungswissenschaftlern als ideales Vitalstoffgetränk geschätzt. Die Vielfalt seiner Nährstoffe wird poetisch mit der Farbenvielfalt eines Regenbogens verglichen – er enthält neben vielen Vitaminen (A, B, E, B12) auch 91 Mineralien und 80 Enzyme. Sie alle tragen zur Verbesserung des Immunsystems, der Verdauung und zur Entschlackung bei. Darüber hinaus ist er reich an Chlorophyll. Besonders das Chlorophyll macht die vitalisierende Wirkung des Weizengrassafts aus, denn es sorgt für eine viel bessere Blutzirkulation. Zudem reinigt es besonders gut den Darm.

So süßlich der Geschmack ist, so eindringlich ist der außergewöhnliche, leicht stechende Geruch. Wir empfinden das frische Weizengras als sehr belebend und erfrischend. Du hast das Gefühl, er geht direkt in die Gehirnzellen und lässt diese erwachen.

Weizengras kannst du leicht selbst anbauen. Dazu gibt es verschiedene Keimapparate, es geht aber auch in einer Schale mit Bio-Erde. Durch das Entsaften werden die Zellmembranen durchbrochen, und die Nährstoffe können viel leichter aufgenommen werden, als wenn du das Weizengras roh verzehren würdest. Den Saft solltest du morgens ganz frisch auf nüchternen Magen zu dir nehmen, dann hat er den größten Effekt. Eine Handvoll frisch geerntetes Weizengras gibt auch einem grünen Smoothie einen frischen, gehaltvollen Geschmack.

Melonen-Weizengras-Smoothie

1 Handvoll frisches Weizengras oder 1 TL Weizengraspulver

1/2 Galiamelone

Filets von 1 Orange

1 Handvoll Babyspinat

1/2 Banane

100 ml Wasser

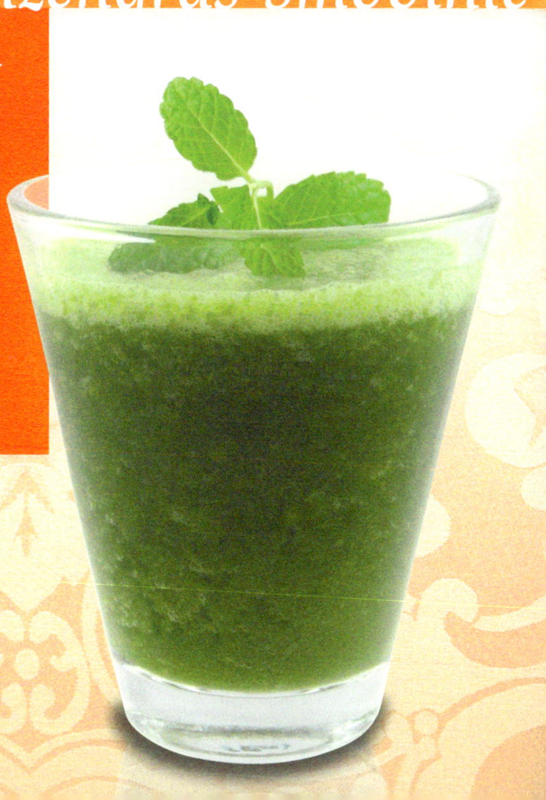

Vermische alle Zutaten eine Minute lang im Mixer zu einem erfrischenden Smoothie.

Marines Phytoplankton - Urkraft aus dem Meer

Mit nur einer winzigen Menge dieses kraftvollen Super Foods kannst du deine innere Kraft enorm steigern. Marines Phytoplankton sind die Mikroalgen unserer Ozeane, es ist roh, voller Leben und einer der besten natürlichen Enzymlieferanten. Es enthält alle der Wissenschaft bekannten Mineralstoffe und alle essenziellen und nichtessenziellen Aminosäuren, die unser Körper für eine optimale Vitalität benötigt.

Phytoplankton ist auch als die ursprüngliche Quelle der essenziellen Omega-3-Fettsäuren bekannt und enthält davon mehr als jedes Öl. Die Omega-3-Fettsäuren, die z.B. in Hanf, Leinsaat und Chia-Saat enthalten sind, benötigen einen Transformationsprozess im Verdauungstrakt, bevor der Körper sie in vollem Umfang nutzen kann. Das marine Phytoplankton dagegen geht direkt ins Blut und ist in Sekundenschnelle verfügbar.

Dieses Super Food bewirkt eine Menge: Es erhöht die Immunfunktion und steigert die Leistungsfähigkeit des Gehirns, es wirkt Viren, Bakterien und Pilzen im Körper entgegen und unterstützt die Zellregeneration, schützt dich vor Radioaktivität, unterstützt den Entgiftungsprozess im Körper, es wirkt entzündungshemmend und gegen freie Radikale, es erhöht die Kreislauffunktion, unterstützt das Herz, befreit von Allergien und Asthma und unterdrückt auf natürliche Weise Beschwerden, die durch den Alterungsprozess ausgelöst werden.

Phytoplankton ist das Grundnahrungsmittel der größten Säugetiere der Erde – der Wale. Diese kraftvollen Tiere werden bis zu 150 Jahre alt. Dazu kommt, dass der Aufbau des menschlichen Plasmas dem des Meerwassers sehr ähnlich ist. Obwohl die Erde zu 70 % aus Wasser besteht – wie wir auch – suchen wir die meisten unserer Nahrungsmittel auf den 30 % Landmasse. Marines Phytoplankton macht ungefähr 25 % aller auf der Erde wachsenden Pflanzen aus. Es ist also in einem Übermaß vorhanden und produziert mehr Sauerstoff als alle Wälder der Erde zusammen. Bis zu 90 % des Sauerstoffs, den wir atmen, stammt laut der NASA vom Phytoplankton.

Der extrem hohe Chlorophyll-Gehalt von marinem Phytoplankton ist im Winter ein wunderbarer Wärmespender für den Rohköstler. Lasse dich davon wärmen, so wie es die Wale tun!

Pikanter Abendsmoothie

1/2 TL marines Phytoplankton in Pulverform
3 Blätter Wirsing (vom Mittelstrunk befreit)
1/2 Stange Sellerie
1 Tomate
1/4 Zehe Knoblauch mit Haut
1 cm Frühlingszwiebel
1 Prise Himalayasalz
1 EL Kürbiskernöl
100 ml Quellwasser

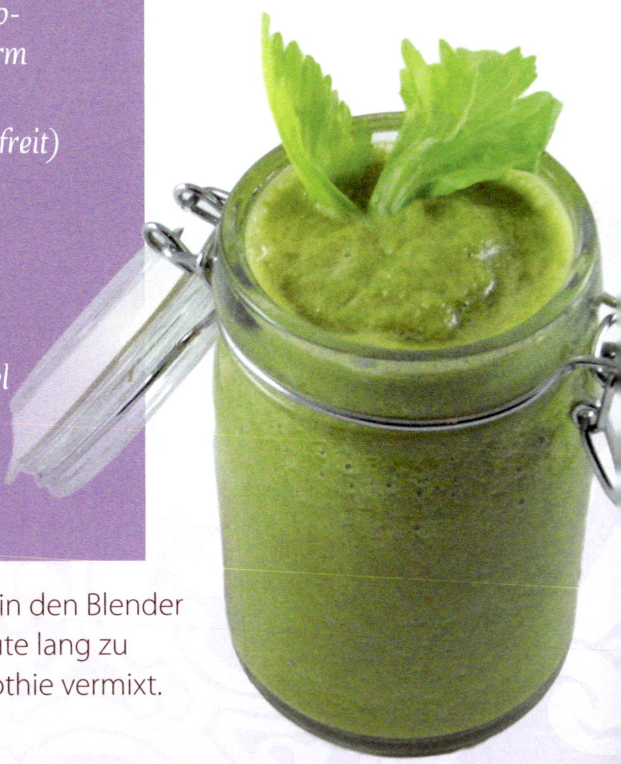

Alle Zutaten kommen in den Blender und werden eine Minute lang zu einem cremigen Smoothie vermixt.

Sprossen - Vitalstoffexplosion des jungen Lebens

Sprossen sind ein paar Tage lang gekeimte Samen, die das ganze Spektrum des Lebens in sich tragen. In diesen ganz jungen Pflanzen sind die Nährstoffe besonders hoch konzentriert, die später die Pflanze einmal stark machen sollen. Ein Pflanzensprössling trägt alles in sich, was er zum Wachsen braucht. Das sind Proteine, Vitamine, essenzielle Aminosäuren und Mineralstoffe. Im Pflanzensamen sind diese Stoffe noch nicht alle enthalten, doch sobald der Samen in Kontakt mit Wasser, Sauerstoff und Wärme kommt, vervielfachen sich die Nährstoffe in ihm. Bei bestimmten Sprossenarten steigt der Vitamin-C-Gehalt in den ersten 72 Stunden um 700 % und mehr.

Bereits vor vielen tausend Jahren wurden die kleinen Kraftpakete bei Vitamin-C-Mangelerscheinungen eingesetzt, denn der Vitamin-C-Gehalt ist um ein Vielfaches höher als der einer Zitrone. Doch auch wichtiges Niacin, B-Vitamine, Eisen, Kalium, Kalzium, Magnesium und Zink hat das junge Gemüse reichlich in sich, natürlich auch viel Chlorophyll, aber: beinahe keine Kalorien!

Sprossen sind niemals langweilig, denn die Geschmacksvielfalt der kleinen Kraftprotze ist groß. Sie tragen nicht nur alle Nährstoffe in sich, sondern auch schon den Geschmack der Pflanze, die sie einmal werden sollen. So sind Alfalfa-Sprossen mild und etwas herb, Brokkoli- und Linsen-Sprossen fein würzig, Rettich-Sprossen lecker scharf, Rote-Bete-Sprossen fein aromatisch, die Zwiebel-Sprossen erfrischend und herzhaft. Es gibt auch Sprossen-Mischungen zu kaufen, die die ganze

Geschmacksvielfalt beinhalten. Es bereitet unheimlich Freude, Sprossen selbst zu ziehen. Am einfachsten geht das in einem Keimglas, das du in jedem Biomarkt kaufen kannst. Einen Löffel Samen und Quellwasser hinein, und nach 4 bis 7 Tagen hast du eine große Ration dieser Pflanzenwunder. Du kannst sie wunderbar in Salate mischen, aufs Brot legen oder einen Smoothie davon zubereiten.

Sprossen-Smoothie

1 Handvoll Alfalfa-Sprossen
1 Banane
2 EL Mandelmus
Saft von 1 Orange

Gib alle Zutaten in den Blender, und vermixe sie eine Minute lang zu einem cremigen Smoothie.

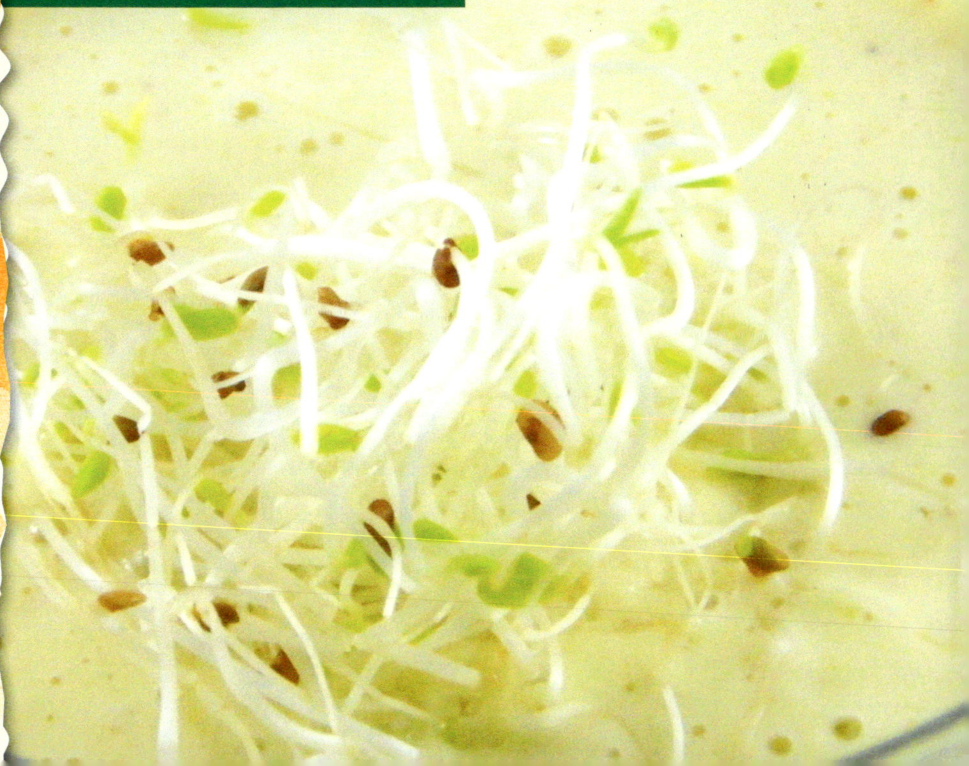

Die Brennnessel - Entdecke sie neu!

Bereits als Kinder lernen wir, die Brennnessel zu meiden, wenn wir uns ein paar Mal an ihr verbrannt haben. Das geschieht durch die Histamine und die Ameisensäure, die sich in den feinen Nesselhaaren befinden. Mit Beginn des Frühlings wirst du wieder überall dieses grandiose Super Food finden. Es ist neben dem Löwenzahn wohl eines der in unseren Breitengraden am einfachsten und günstigsten beschaffbaren Super Foods. Viele Menschen sehen in der Brennnessel nichts als Unkraut und vernichten sie in ihren Gärten. Doch in Wahrheit ist sie eine wertvolle Pflanze, die dir Vitalität schenkt und eine stark entgiftende Wirkung hat. Doch iss sie niemals roh und als ganzes Blatt. In dem Moment, in dem dein Speichel das Blatt berührt, neutralisiert er zwar die brennende Säure, doch es ist für deine Verdauung und deine Leber besser, wenn du die Blätter immer vorher im Blender zerkleinerst.

Pflücke bei nächster Gelegenheit, am besten mit Handschuhen, ein paar Handvoll Brennnesseln. Achte dabei darauf, sie nicht direkt an befahrenen Straßen oder an Wegen, auf denen Hunde Gassi geführt werden, zu pflücken. Nimm nur die oberen beiden Blattstände, denn diese Blätter sind zarter und viel sanfter im Geschmack. Die Stiele und die unteren, großen und stabilen Blätter würden deinen Brennnesselsmoothie bitter machen. Wasche die Blätter immer sorgfältig ab. Es ist ein besonderes Glücksgefühl, die Zutaten selbst zu sammeln. Frische Kräuter, Obst und Gemüse aus dem eigenen Anbau oder aus der Umgebung machen für uns den Smoothie immer zusätzlich wertvoll.

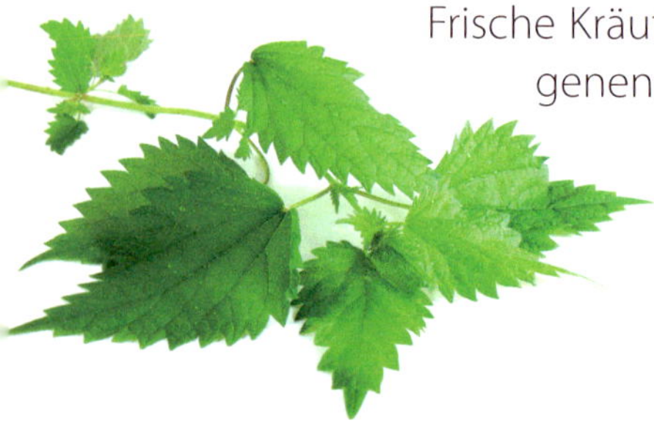

Die Brennnessel ist ein ausgezeichneter Lieferant für die Vitamine A, B2, B5, C und D und eine Vielzahl von Antioxidantien und der Mineralstoffe Eisen, Zink, Kalzium und Magnesium. Die Brennnessel ist bekannt für ihre blutreinigende und blutstillende Wirkung. Sie ist auch ein perfekter Bestandteil einer Entgiftungskur, denn sie unterstützt die Ausleitung der sich im Blut befindlichen Abfallstoffe. Der hohe Mineralstoffgehalt sorgt für starke Fingernägel, unterstützt den Haarwuchs und wirkt sogar auf Akne abklingend. Schon lange gilt die Brennnessel auch als hervorragendes Mittel gegen die Frühjahrsmüdigkeit. Äußerlich wird die Brennnessel als Heilmittel bei Insektenstichen, Brandwunden, schmerzenden Gelenken, Sehnenentzündung und Verstauchungen eingesetzt.

Die wohl gängigste Weise, die Brennnessel zu nutzen, ist der Brennnesseltee. Diesen bekommst du in jedem Biomarkt, doch wir empfehlen, ihn selbst zu machen. Brennnessel ist im Überfluss vorhanden, und es macht Spaß! Trockne die Blätter auf einem Küchenkrepp oder im Dehydrator, und reibe sie dann zu einem Teepulver. Wir haben lange herumprobiert und schließlich eine Frucht gefunden, mit der frische Brennnessel in einem Smoothie gut schmeckt.

Brennnessel-Birnen-Smoothie

2 Handvoll frische Brennnesselblätter von den beiden oberen Blattständen

2 reife Birnen

150 ml Quellwasser

Vermenge alle Zutaten in einem Hochleistungsblender zu einem wohlschmeckenden, zellreinigenden und entgiftenden Smoothie. Lecker!

Kamille - das Sonnenkraut

Die Kamille ist ein Ausdruck von Licht, Liebe und Lebenslust. Schaue dir eine Kamillenblüte einmal genau an, und du wirst feststellen, dass sie ein kleines goldenes Herz ist, das von vielen weißen Lichtstrahlen umgeben ist. Diese spirituelle Metapher verbindet die Kamille mit der Kraft des göttlichen Goldes und dem Licht der Engel. Die Blüte richtet sich immer nach der Sonne aus und verschließt sich nachts, um zu Beginn des neuen Tages wieder aufzugehen und das warme Sonnenlicht aufzunehmen. Es sind Wärme, Geborgenheit, Sanftheit und Liebe, die sie an uns weitergeben möchte.

Bereits die alten Ägypter und Griechen hatten das Kraut entdeckt und begannen, es für ihren eigenen Gebrauch und den Export zu züchten. Heute wächst die Kamille überall in Europa meist wild.

Die weißen Blütenblätter haben eine beruhigende und harmonisierende Wirkung und sind deswegen bei allen Beschwerden, die durch Stress und Verkrampfung entstanden sind, ein wahres Wundermittel. Sie haben diese Wirkung nicht nur auf geistiger, sondern auch auf körperlicher Ebene und helfen dort der Verdauung und der Darmflora, sich zu beruhigen. Selbst bei Menstruationsschmerzen kann Kamille helfend eingesetzt werden. Kamille hemmt Entzündungen und ist ein natürliches Mittel gegen Fieber, Grippe und Erkältung. Die Kamille enthält Substanzen, die im Gehirn ähnlich wie pharmazeutische Beruhigungsmittel wirken. Untersuchungen zeigen, dass Kamille sogar eine signifikante Wirkung bei Angst-

störungen hat. Ein Flavonoid in der Kamille, das sogenannte Apigenin, ist für die angstlösenden und beruhigenden Eigenschaften der Pflanze verantwortlich. Anders als beispielsweise Valium macht Kamille jedoch nicht abhängig und besitzt auch keine gefährlichen Nebenwirkungen.

Kamillentee ist die bekannteste Verzehrform dieser Pflanze. Doch hast du schon einmal von einem Kamillesmoothie gehört? Dieser hat eine noch entspannendere und beruhigendere Wirkung, weil du die gesamte Kamillenblüte zu dir nimmst. Besonders wirksam sind frische Kamillenblüten. Hast du eine Kamillenpflanze auf dem Balkon oder im Garten, kannst du immer, sobald Stress im Anmarsch ist, einige Blütenknospen pflücken und dir daraus einen leckeren Smoothie bereiten. Schon ein paar Minuten nach dem Trinken wirst du fühlen, wie sich Stress und Anspannung verflüchtigen.

Kamille-Melonen-Traum

1-2 TL ganze getrocknete Kamilleblüten oder 8-10 frische Kamilleblüten

eine 2-3 cm dicke Scheibe Honig- oder Galiamelone

1 Handvoll weiße Trauben

100 ml Quellwasser

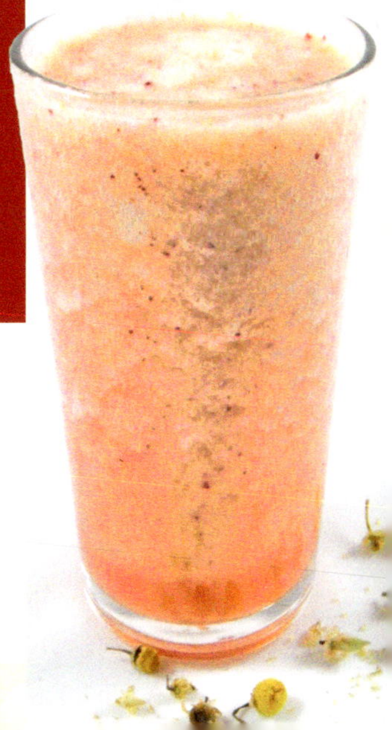

Alle Zutaten werden in einem Blender für eine Minute zu einem leichten, beruhigenden und entspannenden Smoothie verarbeitet. Je nach Geschmack und Süße der Melone kannst du noch 1 bis 2 Tropfen Stevia hinzufügen.

Biloba - für ein gutes Gedächtnis

Dieses Super Food stammt von dem einzigartig alkaloidreichen Ginkgobaum, der das älteste Gewächs auf unserer Erde ist, das Früchte trägt. Diese Baumart wuchs bereits vor 250 Millionen Jahren im heutigen China und wird deswegen auch das »lebende Fossil« genannt.

Die Entdeckung des Ginkgo biloba ist einer der großen Durchbrüche in der modernen alternativen Medizin. Die Frucht wird auch von der Wissenschaft als Heilmittel anerkannt und findet deswegen in weiterverarbeiteter Form schon lange Zeit Verwendung in der pharmazeutischen Industrie. Sie wird bereits seit Jahrhunderten zur Prävention von altersbedingten Beschwerden eingesetzt und um geistige Balance herzustellen. Biloba fördert einen gesunden Schlaf, vermindert Angstgefühle und verbessert die allgemeine Stimmung.

Biloba gilt als effektives Heilmittel bei allerlei Kreislaufbeschwerden, es stimuliert die Blutzirkulation, sorgt für warme Hände und Füße und kann auch bei Durchblutungsstörungen vor allem der Beine eingesetzt werden. Ältere Menschen können von einer positiven Wirkung auf ihr Gedächtnis profitieren, weil Biloba die Durchblutung des Gehirns positiv beeinflusst. Es wird deswegen auch präventiv gegen Alzheimer und allgemeine Demenz verabreicht. Es hat sowohl Einfluss auf das Kurz- als auch auf das Langzeitgedächtnis. Biloba soll sogar bei Makuladegeneration, Grünem Star und Tinnitus erfolgreich eingesetzt worden sein.

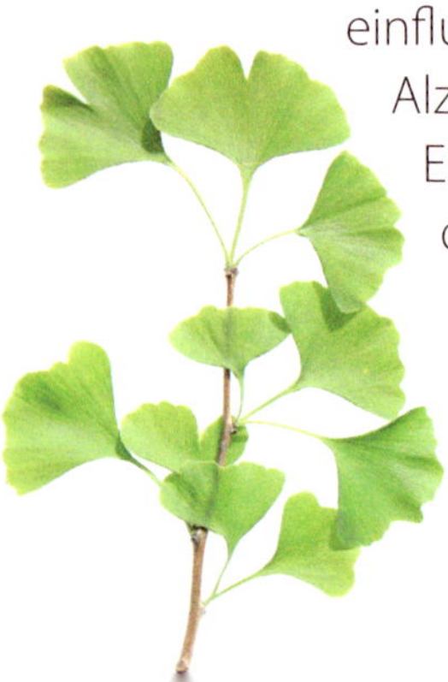

Biloba enthält mehr als 40 wirksame Stoffe. Zwei ganz wesentliche davon sind die Flavonglykoside und Terpenlacton. Die Flavonglykoside sind starke Antioxidantien, und Terpenlacton bietet eine schützende Wirkung für das Herz und vermindert einen zu hohen Blutfettgehalt. Ein besonderes Terpenlacton, das sogenannte Ginkgolid, wirkt stark blutverdünnend und verhindert somit die Verklumpung des Blutes.

Biloba wird in Kapseln, als Tee, als Tinktur und selbst in Shampoo und Handbalsam angeboten. Für die Super-Food-Küche empfehlen wir das Pulver.

Der Augenschmaus

1 TL Bilobapulver
3 kleine Bio-Äpfel
3 Erdbeeren
100 ml Quellwasser

Alle Zutaten werden in einem Hochleistungsblender eine Minute lang zu einem cremigen Smoothie verarbeitet.

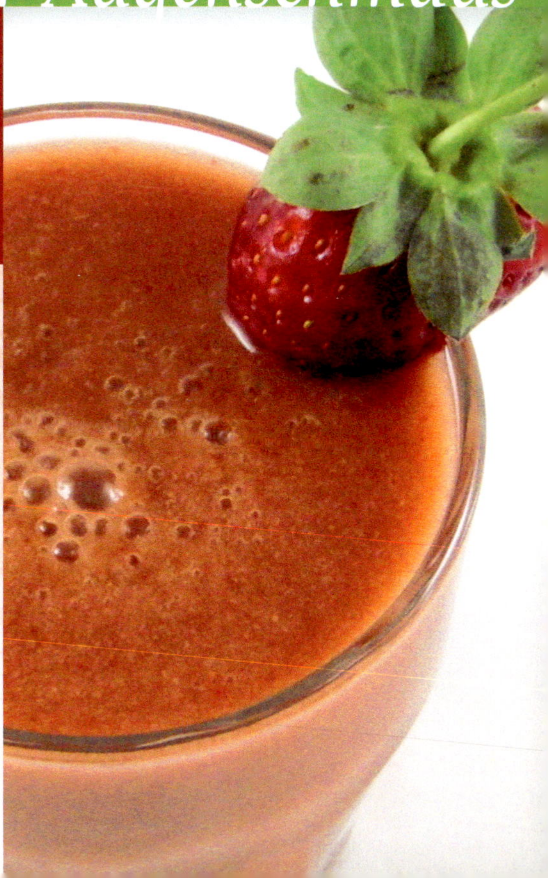

Chia - die Kraftsamen

Chia-Saat sind die Samen einer Lippenblütlerpflanze, die ursprünglich aus Mexiko stammt. Sie hat einen sehr hohen Anteil von Omega-3-Fettsäuren und hochwertigem Protein, Vitaminen, Antioxidantien und Mineralien. Sie fördert die Verdauung und ist ein gutes Sättigungsmittel, weil sie den Körper über längere Zeit mit Energie versorgt. Deswegen können Chia-Samen auch helfen abzunehmen. Wenn du sie in Wasser einweichst und unter das Essen mischst, wird dieses viel sättigender, weil die Chia-Samen Kohlenhydrate sehr langsam abgeben. Sie verändern aber den Geschmack nicht. Wir streuen gern 1–2 TL über den Salat und haben dann kein Bedürfnis mehr, Brot dazu zu essen.

Die Azteken und Mayas wussten bereits, was Chia uns geben kann. Für sie war Chia eine wichtige Nahrungspflanze. Chia-Samen enthalten bis zu 38 % Chia-Öl, 18 bis 23 % hochwertiges Protein und die Vitamine A, Niacin, Thiamin, Riboflavin, die Mineralien Kalzium, Phosphor, Kalium, Zink und Kupfer sowie zahlreiche Antioxidantien. Chia-Samen wirken darmreinigend und ermöglichen dem Körper, Schlacken loszuwerden und somit Platz für wichtige Nährstoffe zu schaffen. Sie vermindern Verdauungsprobleme und helfen bei Sodbrennen.

Aus Überlieferungen wissen wir, dass Chia-Samen aufgrund ihrer gesundheitsfördernden Eigenschaften sogar teurer als Gold gehandelt wurden. Wegen der Energie spendenden Eigenschaften der Chia-Samen haben Läufer, Soldaten und Athleten diese seit Jahrhunderten verzehrt. Auch heute verwenden Sportler sie noch dazu.

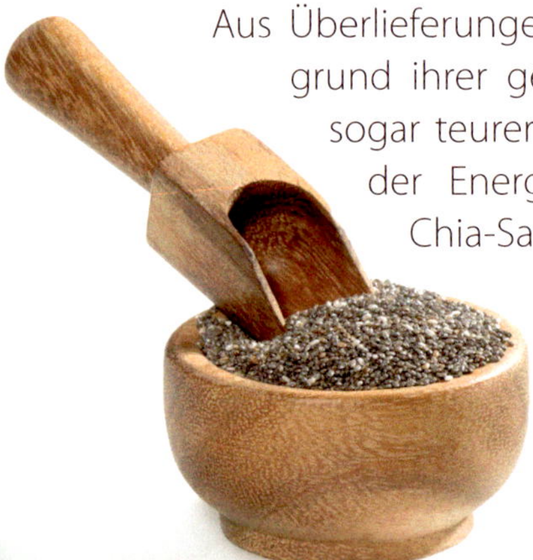

Doch auch für den Alltag bieten Chia-Samen erstaunliche Vorteile. Sie vermindern das Verlangen nach Süßigkeiten und Junk Food, denn sie haben einen hohen Gehalt an löslichen Ballaststoffen und geben über eine längere Zeitdauer hinweg wertvolle unraffinierte Kohlenhydrate an das Blut ab.

In nur 2 Esslöffeln Chia-Samen befinden sich erstaunliche Nährstoffmengen: 4 g Proteine, 200 mg Kalzium und 5 g Omega-3-Fettsäuren, die mentale Klarheit und Konzentration fördern und die Stimmung aufhellen.

Erdbeer-Chia-Marmelade

Alle Zutaten kommen in den Blender und werden eine Minute lang zu einer cremigen Masse vermixt. Bereits nach ein paar Minuten ist die Masse so eingedickt, dass du sie als fruchtigen Brotaufstrich zum Frühstück verwenden kannst. Anstatt Erdbeeren kannst du jedes andere Obst verwenden, das du gern magst, und hast dann eine Kraft gebende und sogar gesunde Marmelade.

2 EL Chia-Saat
100 g frische Bio-Erdbeeren
2 Tropfen Stevia
4 EL Quellwasser

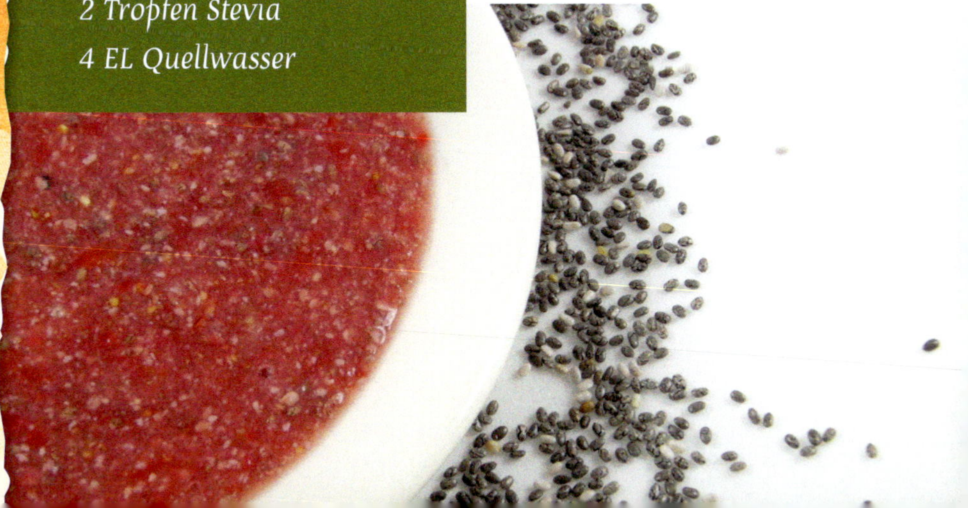

Leinsaat

Leinsaat könnte man auch als die Saat für die gute Linie bezeichnen. Die gesunden Fette und Ballaststoffe geben dem Körper recht rasch ein Völlegefühl. Dazu kommt noch eine Wirkung gegen Niedergeschlagenheit. Hast du diese wunderbare Wirkung einmal erlebt, willst du wahrscheinlich keinen Tag mehr auf deinen Löffel Leinsaat verzichten.

Sie hält den Blutzuckerspiegel niedrig und bindet das »schlechte« Cholesterin. Dadurch vermindert sie die Gefahr von Herz- und Gefäßkrankheiten signifikant. In Leinsaat finden sich viele mehrfach ungesättigte Fettsäuren wie Omega-3, Omega-6, Omega-9, Alpha-Linolensäure und Ölsäure. Dadurch werden die vielen Körperprozesse aufeinander abgestimmt und wird das Hormonsystem in Balance gehalten. Darüber hinaus ist Leinsaat eine gute Quelle für Kalzium, Eisen, Niacin, Phosphor und Vitamin E.

Leinsaat wird in verschiedenen Formen angeboten und kann daher sehr vielfältig eingesetzt werden.

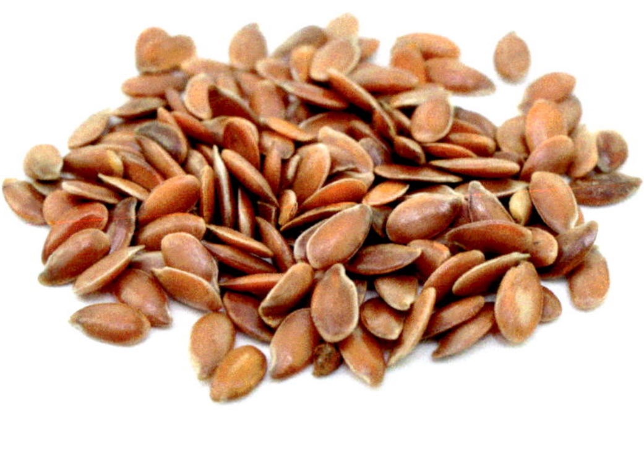

Ganze Leinsaat: Die kleine, dunkelbraune Saat ist bekannt und häufig zu finden. Sie eignet sich, über Früchte und im Müsli, für einen guten Start in den Tag. Sie ist auch die Grundlage für viele rohe Kräcker und für Brote in jeglicher Form.

Geschrotete Leinsaat: Geschrotete Saat hat den Vorteil, dass die wertvollen Inhaltsstoffe besser vom Körper aufgenommen werden können. Du kannst Leinsaat in jedem gut sortierten Bioladen fertig geschrotet kaufen, doch die vollwertigste Variante ist, sie selbst kurz vor dem Verzehr im Mixer zu schroten.

Goldene Leinsaat: Die helle Leinsaat unterscheidet sich nur in der Farbe, nicht aber in der Wirkung von der dunklen. Kräcker mit einem Anteil goldener Leinsaat erhalten eine schöne farbliche Variation.

Leinöl: Die vielfachen positiven Wirkungen auf den gesamten Organismus machen Leinöl seit jeher zu einem begehrten Speiseöl. Es zählt zu den besten Quellen von pflanzlichen Omega-3-Fettsäuren. Darüber hinaus steht in Leinöl die Zusammensetzung der Omega-3- und der Omega-6-Fettsäuren in einem optimalen Verhältnis für den menschlichen Organismus. Leinöl enthält deutlich mehr Omega-3-Fettsäuren als Fisch. Es schmeckt vorzüglich über Salat. Du kannst auch mehrere Öle kombinieren, um eine besondere Geschmacksvielfalt zu erreichen.

Leckere rohe Leinsaat-Buchweizen-Kräcker

100 g Leinsaat, gestoßen
200 g Buchweizen
100 g gemischte Nüsse
1 Apfel
1 Banane
1 Stange Lauch
1 Knoblauchzehe, ungeschält
Salz, Pfeffer und andere Gewürze nach Geschmack
etwas Quellwasser nach Bedarf

Weiche den Buchweizen und die Nüsse je in einer Schüssel über Nacht ein. Der Buchweizen zieht viel Wasser, nimm also eine große Schüssel. Gieße das Wasser am nächsten Tag ab, und gib eine Hälfte des Buchweizens, die Nüsse, das Obst und das Gemüse sowie die Gewürze mit dem Wasser in den Mixer, bis ein dicker, nicht allzu flüssiger Brei daraus wird.

Füge nun die andere Hälfte des Buchweizens sowie die Leinsaat dazu, und streiche den dicken Brei auf die Trockenfolien des Dehydrators oder auf Backpapier – je dünner, desto besser. Lasse die Kräcker für ein paar Stunden im Trockenofen, und drehe sie dann vorsichtig um.

Die Kräcker sind tolle, zellerleuchtende Snacks für mittags, abends oder zwischendurch. Als Mahlzeit lege frische Avocadostücke darauf, streue etwas Himalayasalz darüber, gib darauf eine Scheibe Tomate, einige frische Sprossen, ein Blatt Salat und darüber eine leckere Soße – beispielsweise unsere leckere rohe Macadamia-Mayonnaise (Seite 103).

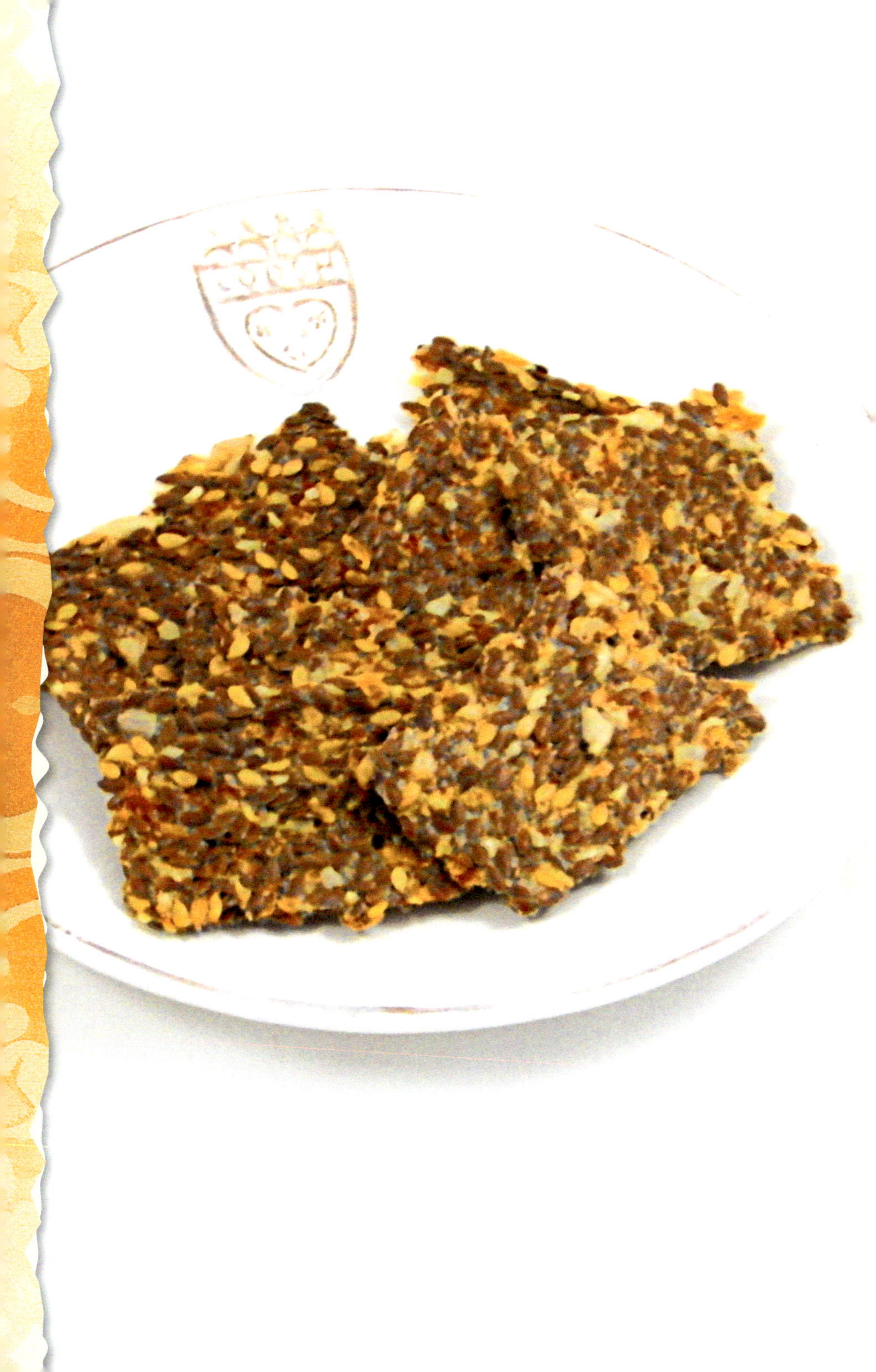

Goji - die Glücksbeere

Diese herrlichen, süßen Beeren sind seit Tausenden von Jahren für ihre außergewöhnlichen Heilkräfte bekannt und werden von den Tibetern verehrt und liebevoll als »Glücksbeeren« bezeichnet. Eine Handvoll dieser Beeren zum Frühstück beschert einen heiteren und freudvollen Tag. Alte tibetische Schriften und buddhistische Texte erwähnen die außergewöhnlichen Eigenschaften der süßlich-sauren Beeren. Bereits Anfang der 1990er-Jahre wurden sie von Ernährungsexperten empfohlen, und die Anti-Aging-Gurus Hollywoods haben sie als verjüngendes Beauty-Food den Stars empfohlen. Wissenschaftler sagen, dass das Geheimnis der tibetischen Gojibeere in einer Gruppe einzigartiger bioaktiver Moleküle liegt. Das sind die sogenannten Lycium-Barbarum-Polysaccharide (LBPs). Diese »Goji-Polysaccharide« kommen in keiner anderen Pflanze auf der Welt vor.

Die Gojipflanze ist ein sommergrüner Strauch, der 3 bis 4 Meter hoch werden kann. Die Gojibeeren sind orange-gelb bis leuchtend rot und in der Regel 5 bis 12 mm lang. Sie sind voller Vitamin C und anderer Vitamine, Mineralien und wertvoller Aminosäuren. Sie haben eine günstige Wirkung auf Leber und Nieren und stimulieren sogar den Abnehmprozess. Der Antioxidantiengehalt der Gojibeere ist 20 Mal höher als der von Cranberries. Von der chinesischen Heilkunde werden sie als eines der wichtigsten Nahrungsmittel angesehen. Sie wirken stimmungsaufhellend, haben eine lebensverlängernde Wirkung und geben Ausdauer, Kraft und Jugendlichkeit. Auch in chinesischen Schönheitsprodukten werden die Gojibeeren verarbeitet. Sie regen deine innere Schönheit und das Leuchten deiner Zellen an. Sie

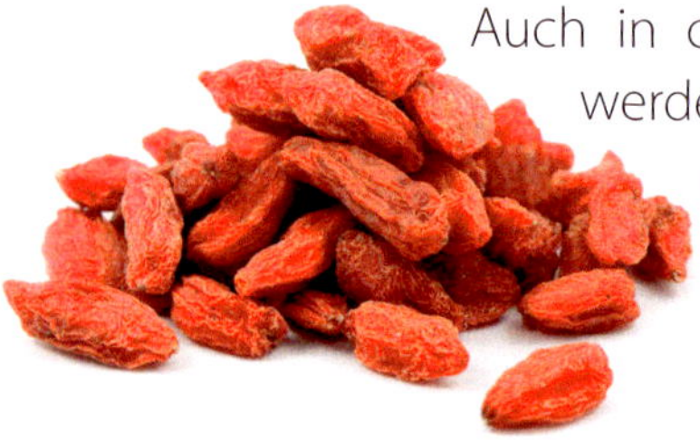

eignen sich hervorragend als Snack für zwischendurch und sind ein wunderbarer Süßigkeitenersatz. Iss eine Handvoll der getrockneten Wunderbeeren, oder eine der mittlerweile zahlreich erhältlichen Roh-Schokoladenkreationen mit Gojibeeren.

Bei den Beeren gibt es jedoch sehr große Qualitätsunterschiede. Die günstigeren Beeren sind meist zu trocken. Wenn du sie in Wasser einweichst, verlieren sie jedoch den fruchtigen Geschmack. Die beste Qualität kommt aus der tibetischen Himalayaregion, die auch als Ursprung der Gojibeeren gilt. Sie wachsen dort wild, sind handverlesen und naturbelassen, ungeschwefelt, ungezuckert und in Rohkostqualität im Schatten getrocknet. Wildwuchs besagt, dass keine Düngemittel eingesetzt werden. Diese Beeren haben zwar keine Bio-Zertifizierung, entsprechen aber den Anforderungen an biologische Produkte.

Bereits eine Handvoll Gojibeeren wird dein Hungergefühl auf eine freudvolle Weise dämmen, und dein Verlangen nach Süßem ist schnell gestillt.

Der Glücks-Goji-Orangen-Saft

2 EL Gojibeeren
Saft von 2-3 süßen Orangen

Alle Zutaten kommen in den Blender und werden ein Minute lang zu einem cremigen Smoothie vermixt.

Die Açaí-Beere - eine kraftvolle Powerfrucht

Die wundervolle Açaí-Beere (gesprochen: Assa-i) ist eine kleine, lilafarbene Frucht, die im brasilianischen Regenwald des Amazonasgebiets wächst. Der Baum, der das kraftvolle Super Food hervorbringt, ist die Kohlpalme, die bis zu 25 Stämme ausbildet. Sie kommt hauptsächlich in Brasilien vor, man findet sie jedoch in allen südamerikanischen Ländern zwischen Panama und Brasilien meist in Meeresnähe. Wenn die Palme im Binnenland wächst, dann steht sie immer in feuchten Gebieten von großen Flussläufen.

Die Açaí-Beere hat ein leicht schokoladiges Aroma. Für die Einwohner Brasiliens ist die Açaí eine Wunderfrucht. Sie soll von Surfern entdeckt worden sein und dann aufgrund der hohen Nachfrage aus den USA und Europa den Ursprungsregionen zu großem Wohlstand verholfen haben.

Es wird gesagt, dass Açaí-Beeren schlank, schön und gesund machen – und das stimmt. Sie ist nicht nur ein Super Food, wir würden sie auch mit dem Titel Beauty-Food auszeichnen. Mit der Açaí-Beere nimmst du ein kraftvolles Produkt der Natur zu dir, das mit zahlreichen wertvollen Inhaltsstoffen gesegnet ist. Sie wächst meist natürlich und ist deswegen auch wenig belastet. Açaí ist eine Vitaminbombe. Sie enthält viel Vitamin B, C, D und E. Außerdem finden sich in ihr besonders viele lebenswichtige und lebensverlängernde Substanzen, die durch ihre ausgesprochen hohe antioxidative Wirkung den Alterungsprozess von Körper, Organen und Haut deutlich verlangsamen können. Der hohe Anteil von Omega-3-Fettsäuren kräftigt das Herz und wirkt sich positiv auf den Cholesterinspiegel aus.

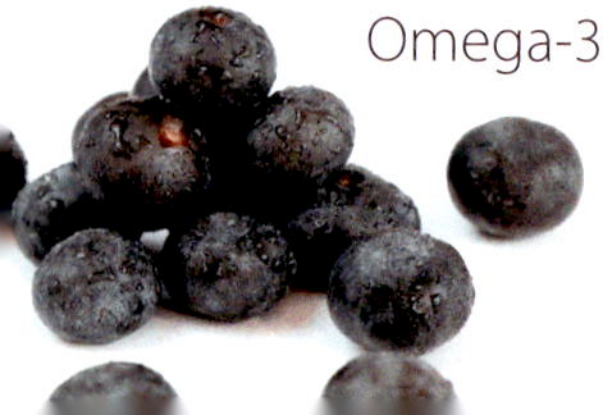

All diese Eigenschaften machen die Beeren zu wahren Energiebomben, die positiven Einfluss auf die Zellerneuerung und den Stoffwechsel haben. Du fühlst dich fit, frisch und sehr energiegeladen. Wenn du gestresst bist, bekommst du mit der Açaí-Beere schnell wieder gute Laune, und innere Missstimmungen klingen rasch ab.

Açaí-Beauty-Dream

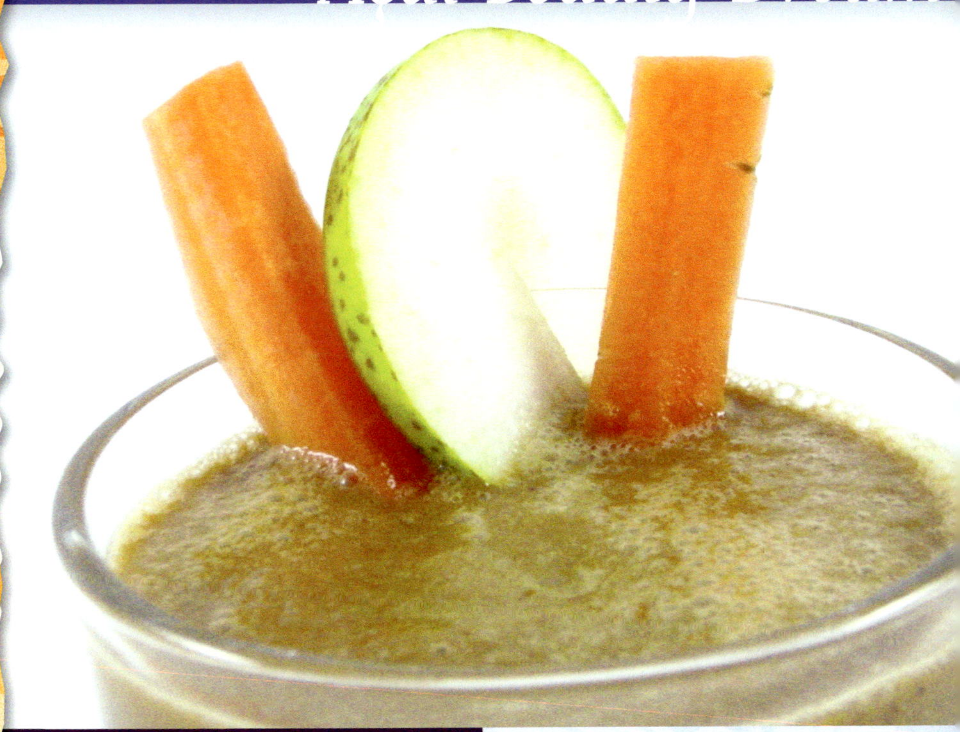

100 ml Mandelmilch
1 EL Açaí-Pulver
1 Apfel
1 Birne
1 Karotte

Alle Zutaten werden in einem leistungsstarken Blender zu einem verjüngenden Beauty-Drink vermixt.

Schisandra-Beeren

Die Schisandrapflanze gehört zur Familie der Sternanisgewächse und stammt ursprünglich aus dem asiatischen Raum. Sie trägt auch den Namen chinesischer Limonenbaum und in ihrer chinesischen Heimat »Wu wei zi«, was so viel bedeutet wie »das Kraut der fünf Geschmacksrichtungen«. Und genau so schmeckt sie auch: Sie ist salzig, süß, sauer, scharf und bitter zugleich. Am besten, du überzeugst dich einmal selbst davon und zerkaust ganz langsam einige Beeren im Mund. Das ist zwar erst einmal sehr gewöhnungsbedürftig, doch laut den Chinesen kommst du dadurch mit allen fünf Elementen – Holz, Feuer, Erde, Metall und Wasser – in Kontakt, und es findet eine Ausbalancierung statt. In der chinesischen Heilkunde wird meist ein Tee aus den Beeren gebrüht. Auch der Schisandra-Wein ist ein beliebtes Heilgetränk. Beide Zubereitungsarten verwenden Chinesen, Koreaner und Japaner bei Erkältung und gegen die Seekrankheit. Die Schisandra-Beere ist ein Adaptogen, hilft also dem Körper bei übermäßigem Stress, sich wieder auszubalancieren und mit stressigen Situationen besser umzugehen. Die dunkelrote Beere wird sowohl dafür eingesetzt, die Konzentration zu verbessern, als auch, die Libido zu erhöhen. Der Verzehr der Schisandra-Beeren unterstützt die Leber- und die Nierenfunktion und sorgt für einen ausgeglichenen und energiereichen Gemütszustand. Sie soll den chinesischen Heilern zufolge selbst Beschwerden der inneren Atemwege und allerlei Leber- und Herzbeschwerden lindern.

Menschen, die chronische Ermüdungserscheinungen haben, können durch die Schisandra-Beere wieder mehr Kraft bekommen, denn sie sorgt dafür, dass in den Nebennieren die Produktion von Corticoiden stimuliert wird – das ist ein

Hormon, das den Stoffwechsel und die Herz-Kreislauf-Funktion unterstützt. Was die Beere zudem wertvoll macht, sind die Vitamine A, B6, B12, C und E sowie eine große Anzahl an Mineralstoffen und Spurenelementen sowie seltene Flavonide, ätherische Öle und antioxidativ wirkende Lignane.

Finde selbst heraus, ob die interessante, aber sehr gewöhnungsbedürftige Geschmacksvielfalt zu deinen Lieblings-Super-Foods zählen wird. Wir haben bei diesem Rezept versucht, den Geschmack, so gut es uns möglich war, in andere Aromen einzubetten, um ein geschmackvolles heilendes Getränk zu kreieren.

Der 5-Elemente-Smoothie

1-2 TL Schisandra-Beeren (je nach gewünschter Geschmacksintensität)
6 Erdbeeren
3 TL Gojibeeren
2 TL Proteinpulver neutral
100 ml Reis-Kokos-Drink

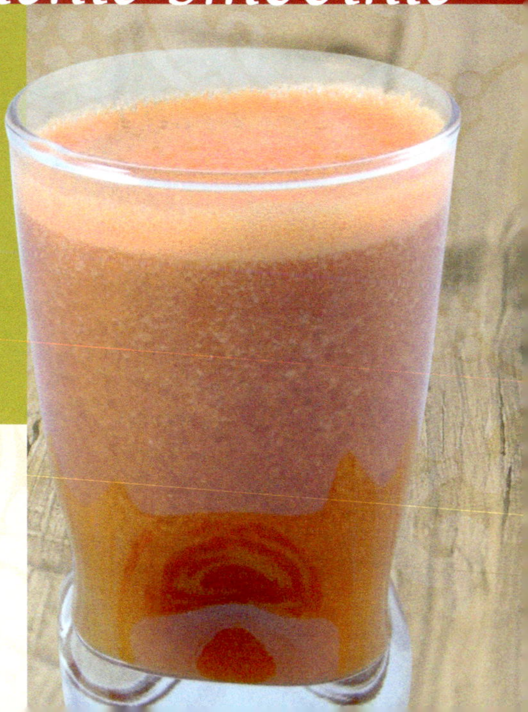

Alle Zutaten werden in einem Hochleistungsblender eine Minute lang zu einem cremigen Smoothie verarbeitet.

Camu-Camu-Beeren - die Vitamin-C-Bombe

Die Camu-Camu-Beere wird als die vitamin-C-reichste Frucht der Erde bezeichnet. Sie wächst an Sträuchern, die in den Regenwäldern Perus und Brasiliens zu finden sind. Die Früchte gleichen ein wenig großen lilafarbenen Trauben und haben ein gelbes Fruchtfleisch. Im Amazonasgebiet werden sie täglich konsumiert. Ein paar Gramm reichen schon aus, um geistig klar zu sein.

Die nährstoffreiche Camu-Camu-Beere zählt in der Rohkostwelt schon lange zu den Klassikern. Sie enthält neben vielen Vitaminen und Mineralien wie Kalzium, Thiamin (Vitamin B1), Niacin (Vitamin B3), Riboflavin (Vitamin B2), Phosphor und Eisen auch viele Aminosäuren. Hier ist vor allem das Serin zu nennen, das sich sehr positiv auf die mentale Kraft und das Nervensystem auswirkt. Ein hoher Gehalt an Betacarotin ist nicht nur gut für die Augen, sondern auch sehr vorteilhaft für alle anderen Sinnesfunktionen, und wirkt freien Radikalen entgegen. Dafür sorgt zusätzlich ein hoher Gehalt von Bioflavonoiden.

Doch was die Camu-Camu-Beere am meisten auszeichnet, ist ihr enormer Vitamin-C-Gehalt. Er ist 30 Mal so hoch wie der von Orangen! Neben dem Vitamin-C-Reichtum sind auch andere Zahlen im Vergleich mit der Orange beindruckend: 10 Mal mehr Eisen, 3 Mal mehr Niacin, doppelt so viel Riboflavin und 50% mehr Phosphor. Camu-Camu-Beeren sind also auch ein perfekter Immunstärker und bei Erkältungen und Vitamin-C-Mangel sehr zu empfehlen. Die starke antioxidative Wirkung dient der Vorbeugung aller Krebsarten, und auch die antibakteriellen und antiviralen Eigenschaften sind beeindruckend.

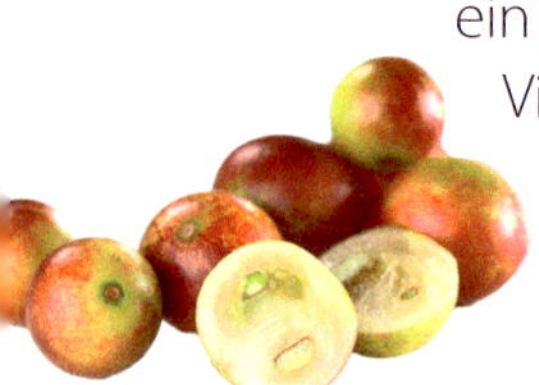

Aktuelle Studien amerikanischer Wissenschaftler zeigen, dass die tägliche Einnahme von 1 Gramm Camu-Camu-Pulver auf nüchternen Magen Depressionen, Angst und Stimmungsschwankungen entgegenwirkt. Dies kommt durch die durch Camu-Camu-Beeren ausgelöste Serotoninproduktion. Sie stimulieren die Herzfunktion, den Blutkreislauf, die Atmung, das Wachstum gesunder roter und weißer Blutkörperchen, und sie senken den Blutdruck.

Camu-Camu-Beeren sind in ihrer natürlichen Form sehr sauer und können deswegen am besten in Getränken verarbeitet werden.

Camunade

500 ml Quellwasser
1/2 TL Camu-Camu-Pulver
Stevia zum Süßen

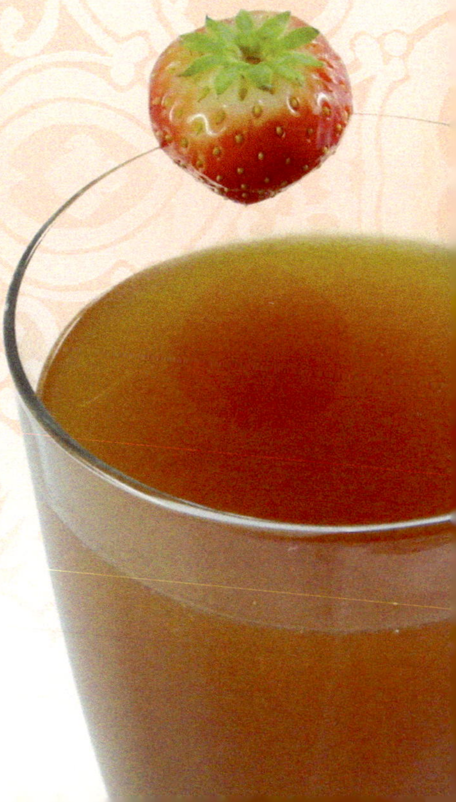

Alle Zutaten werden miteinander verrührt. Du erhaltst ein herrlich erfrischendes Getränk, das du über den ganzen Tag verteilt trinken kannst. Im Sommer eisgekühlt, im Winter bei Zimmertemperatur oder mit heißem Wasser als Tee ist es ein Genuss.

Blaubeeren

Dass Blaubeeren dem Gedächtnis auf die Sprünge helfen, ist lang bekannt. Forscher haben nachgewiesen, dass Blaubeeren besonders bei alten Menschen das Nachlassen der Gedächtnisleistung bremsen können. Die Beeren sind reich an Vitamin C, Vitamin E und Ballaststoffen und schützen vor Harnwegsinfektionen und Krampfadern.

Blaubeeren wachsen in den Wäldern Europas und Asiens. Frisch gepflückt schmecken sie besonders gut. Ihr Geschmack ist mild süß. Der Blaubeerbusch ist ein bis zu einem halben Meter hoher Strauch aus der Familie der Heidekrautgewächse.

Blaubeeren sind reich an Ballaststoffen, die du für eine gute Darmtätigkeit benötigst. Der hohe Vitamin-E-Gehalt stattet die Beeren mit einer antioxidativen Wirkung aus, die die Gefahr von Herz- und Gefäßkrankheiten vermindert und den Alterungsprozess des Körpers verlangsamt. Blaubeeren haben neben einem hohen Vitamin-C-Gehalt auch viel Vitamin A, das die Sehkraft unterstützt, weil es in den Sehfarbstoff auf der Netzhaut umgewandelt wird. Auch Vitamin B und verschiedene Mineralien und Spurenelemente sind in diesen Superbeeren enthalten, doch ganz oben auf der Liste stehen Magnesium und Eisen. Durch den hohen Gehalt sind die Blaubeeren blutreinigend und wirken antidiabetisch. Der Hauptwirkstoff der Blaubeere ist der blaue Farbstoff: das Anthocyan, auch Myrtillin genannt.

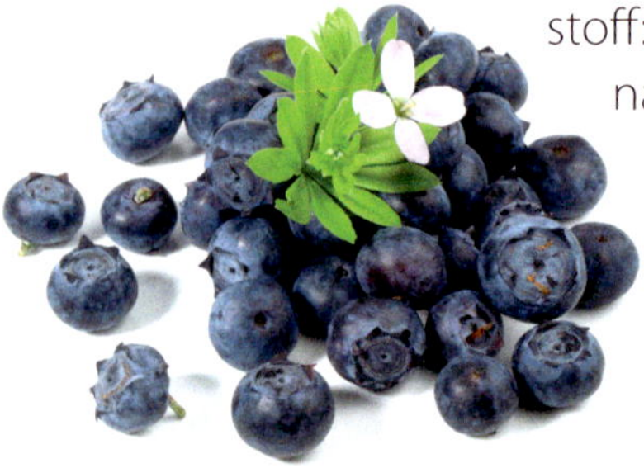

Dieses natürliche Antibiotikum hält die Blutgefäße elastisch und unterstützt die Blutbildung. Die Blaubeeren haben einen positiven Einfluss auf die Haut, die Zähne und das Zahnfleisch. Sie erhöhen die Konzentrationsfähigkeit und erhalten den Geist gesund und klar.

Bei der Zubereitung von rohen Torten oder Desserts ersetzt die Blaubeere Gelatine oder Bindemittel, da sie püriert eine gelartige Konsistenz einnimmt. Der Smoothie muss deswegen auch gleich getrunken werden – oder du kannst ihn später wie Wackelpudding löffeln. Deine Kinder werden das lieben!

Blaubeerenpower

100 g Blaubeeren
1/2 Salatgurke, geschält
1 Birne, geschält
1 cm Ingwer
1 Handvoll Spinat
100 ml Quellwasser

Alle Zutaten kommen in den Blender und werden für eine Minute zu einem leckeren Smoothie vermengt.

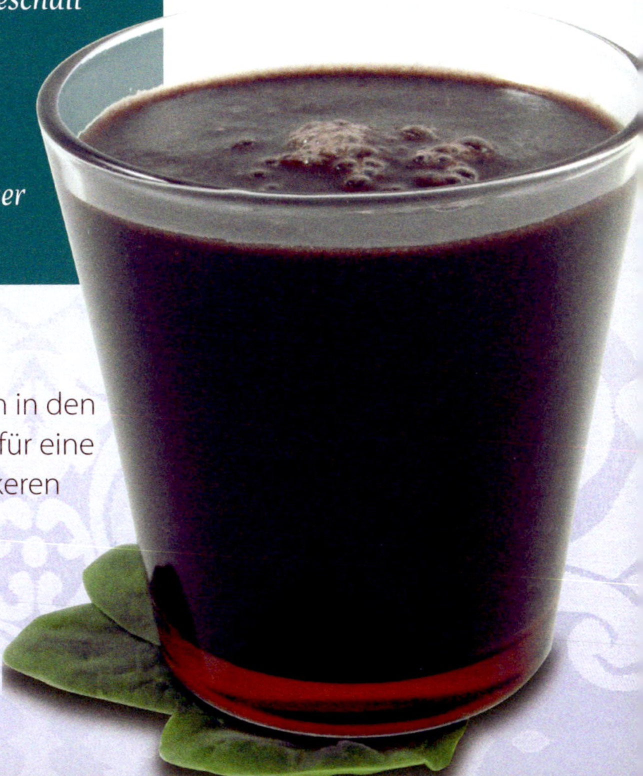

Avocado

Die Avocado ist eine Frucht, die zu wahrer innerer und äußerer Schönheit beiträgt. Manche Menschen meiden die Avocado wegen ihres hohen Kalorien- und Fettgehaltes, doch dass man vor ihr dick wird, ist ein Mythos. Gerade die Fette der Avocado können beim Abnehmen helfen, denn sie sorgen recht schnell für ein Sättigungsgefühl. Die in der Avocado enthaltenen Fette halten das Insulinniveau im Körper niedrig. Dadurch verbrennt der Körper viel effektiver Fett. Die Eiweiße in der Avocado schenken den Muskeln eine gute Proteinbasis, wodurch das Muskelgewebe selbst im Ruhezustand Kalorien verbrennt.

Die Avocado bietet einen echten Überfluss an Vitaminen, vor allem an B6. Dieses hält deinen Blutzuckerspiegel in Balance. Zudem hat die Avocado viel Ölsäure, eine einfach ungesättigte Fettsäure, die das »schlechte« Cholesterin senkt, ohne die »guten« Cholesterine zu beeinträchtigen. Diese sorgen nämlich dafür, dass die Gefahr von Herz- und Gefäßkrankheiten vermindert wird. Auch der Kaliumgehalt der Avocado schützt vor Herzanfällen, hohem Blutdruck und Schlaganfällen.

Der hohe Ballaststoffgehalt sorgt für eine gute Verdauung, was deinem Körper langfristig Energie zur Verfügung stellt. Die Ballaststoffe binden Wasser und quellen auf, machen satt und senken so die Gefahr übermäßiger Gewichtszunahme.

Und die Avocado ist ein echtes »Schönheits-Nahrungsmittel« mit einem Anti-Aging-Effekt. Sie macht dich innerlich schön, weil deine Zellmembranen verstärkt

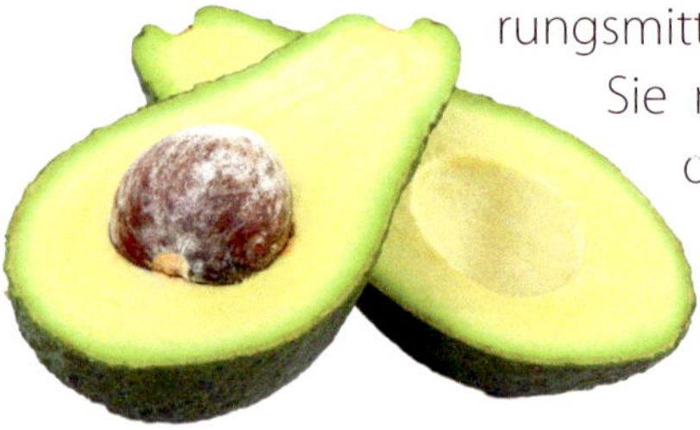

werden. Doch sie sorgt auch für eine prächtig aussehende und elastische Haut und für schöne, kräftige Haare. Durch den hohen Gehalt an Omega-3-Fettsäuren ist die Avocado ein natürliches Mittel gegen Haarausfall.

Die Avocado kann herrlich mit frischen Sprossen, Salat oder grünen Smoothies kombiniert werden.

Super-Food-Guacamole

2 reife Avocados
Saft von 1/2-1 Zitrone
(je nach Geschmack)
2 Tomaten
1 Frühlingszwiebel
1 TL Himalayasalz
1/4 Knoblauchzehe mit Haut
1 TL Moringapulver

Schäle die Avocado, und entferne den Stein. Bewahre diesen jedoch auf, wenn du die Guacamole nicht gleich verzehrst, denn dann kannst du ihn wieder in die Guacamole legen, um sie vor dem Oxidieren zu bewahren. Sie bleibt dann länger grün. Schneide eine Tomate in ganz kleine Stücke. Gib nun die zweite Tomate und alle anderen Zutaten in den Blender, und mache in einer halben Minute einen leckeren Brotaufstrich. Hebe anschließend die Tomatenstückchen unter – fertig! Genieße diesen leckeren Aufstrich beispielsweise zu selbst gemachten Kräckern (Seite 76).

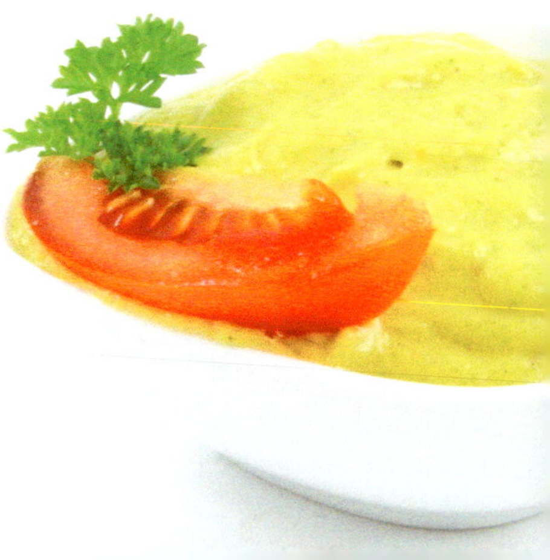

Granatapfel

Dem Granatapfel werden schon seit mehreren Tausend Jahren besondere gesundheitliche Wirkungen nachgesagt. Er ist die Frucht des bis zu 5 Meter hoch wachsenden Punicastrauches. Dieser kommt ursprünglich aus Persien und wächst bevorzugt in einem subtropischen Klima. In den letzten Jahrhunderten wird er vor allem in Westasien, Indien und in einigen Mittelmeerländern wie Spanien und auf den Kanaren angebaut.

Der Granatapfel wird schon in der Bibel erwähnt und gilt als eine der ältesten Heilfrüchte. Zu kaum einer anderen Pflanze wurden in den letzten Jahren mehr ernährungswissenschaftliche Studien durchgeführt. Der Granatapfel enthält neben Vitamin A, C und E, Kalium, Kalzium, Niacin und Polyphenolen auch hochwertige sekundäre Pflanzenstoffe und Antioxidantien. Diese können die Zellen vor Zerstörung und Erkrankungen schützen. Der Granatapfel hält das Immunsystem instand und entschärft Entzündungsprozesse in Gelenken. Trinkt man Granatapfelsaft für einen Zeitraum von drei bis vier Monaten, erhöht sich der Sauerstoffgehalt im Blut und das Blut wird verdünnt, was das Herz unterstützt. Noch eine gute Nachricht: Auch auf die Sexlust hat die Wunderfrucht Einfluss. Die Libido steigt, und selbst eine Verminderung von Erektionsstörungen wurde nachgewiesen.

Es gibt süße und saure Granatäpfel. Der essbare Teil sind die rund 400 kleinen roten Samen, die sich in einer Frucht befinden. Um diese ohne große Sauerei aus der harten Schale zu lösen, schneidest du den Apfel am

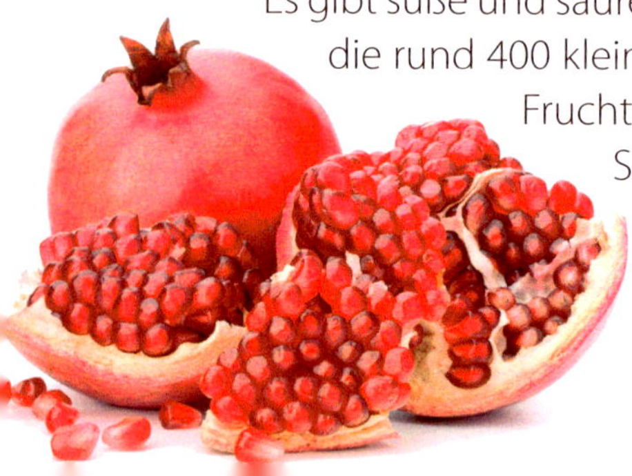

besten in Viertel und löst die Samen in einer Schale mit Wasser heraus. Das Wasser kannst du anschließend im Smoothie verarbeiten, so bleiben alle ausgelösten Stoffe erhalten. Du kannst die Samen einem frischen Fruchtsalat zufügen oder den ganzen Granatapfel wie eine Zitrusfrucht pressen, um den gesunden Saft zu genießen.

Wärmender Granatapfel-Smoothie

Samen von 1 Granatapfel
1 Handvoll frischer Rotkohl
1 Kaki
1 Apfel
1/2 TL Zimt
200 ml Quellwasser

Alle Zutaten kommen in den Blender und werden eine Minute lang zu einem cremigen Smoothie vermixt. Die Kaki und der Apfel geben eine wunderbare und für unseren Geschmack ausreichende Süße ab. Falls das für dich zu wenig sein sollte, kannst du mit ein wenig Stevia nachsüßen.

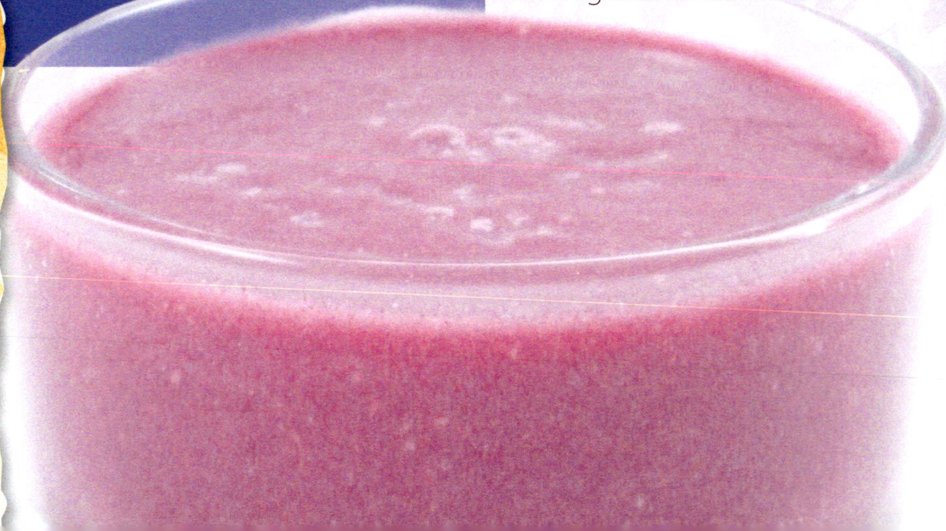

Papaya - die Zauberfrucht

Bereits die alten Aborigines Australiens und die Kahunas Hawaiis wussten: Papaya kann Krebs heilen! Mittlerweile gibt es wissenschaftliche Studien darüber, die dies nahelegen. Papayas enthalten viel mehr Vitamin C als Kiwis, mehr Antioxidantien als Karotten und mit ihrem Karotin und Provitamin A stärken sie das Immunsystem und verhüten Krebs und Herzkrankheiten. Zudem enthalten sie Flavonoide, die für einen guten Stoffwechsel sorgen und die Durchlässigkeit der Blutgefäße erhöhen. Sie haben eine entgiftende Wirkung und helfen dem Körper, sich von Schlacken zu befreien. Papayas wirken antidepressiv und enthalten das verjüngende Zellvitamin E. Sie stärken in hohem Maße unser Nervensystem mit den wichtigen B-Vitaminen Thiamin, Riboflavin und Niacin und enthalten eine ganze Reihe wertvoller Mineralien wie Magnesium, Eisen, Phosphor, Kalium, Selen und Kalzium.

Das Besondere an Papayas ist auch, dass sie kaum Fruchtsäure enthalten und dadurch selbst Schleimhautreizungen heilen und einen nervösen Magen beruhigen können.

Auch die Papayakerne kannst du essen. Befreie die ausgelösten Kerne unter fließendem Wasser vom Fruchtfleisch, und lege sie für ein paar Tage zum Trocknen in die Sonne (oder, wenn es schnell gehen soll, in den Dehydrator). Danach kannst du sie in eine Pfeffermühle füllen oder im Mörser zerstoßen und gemahlen dem

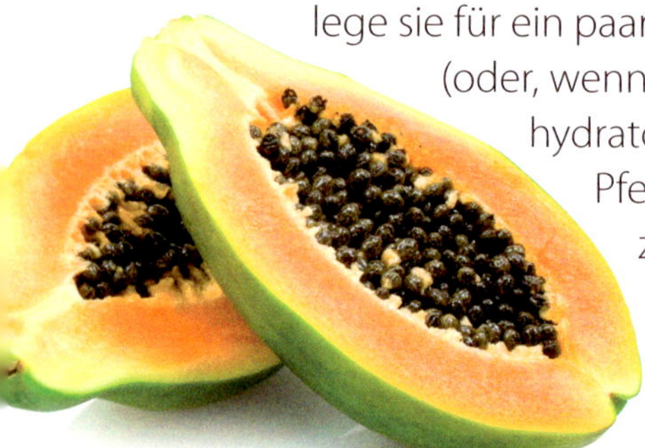

Salat beimengen. Dadurch wird die Verdauung auf eine ganz natürliche Weise reguliert, und man sagt den Kernen sogar eine fettverbrennende Wirkung nach.

Nicht immer haben wir frische Papayas zur Verfügung. Für die Super-Food-Küche gibt es ein besonders enzymreiches Papayagranulat, das aus halbreifen Früchten hergestellt wird. Diese werden mit der Schale ganz schonend bei 40 Grad Celsius getrocknet. Mit einer Papaya lässt sich ganz einfach ein Superfrühstück kreieren, das viel Vitamin A, C, E, B1 sowie B6 und Kalium enthält.

Grüner Papaya-Smoothie

1/2 Papaya
1/2 Mango
2 cm dicke Scheibe frische Ananas
1 Handvoll Grün von Bio-Karotten
7 Blätter frische Minze
Saft von 1 Limette
200 ml Quellwasser

Alle Zutaten kommen in einen Blender und werden eine Minute lang zu einem cremigen, herrlich tropisch schmeckenden Smoothie verarbeitet.

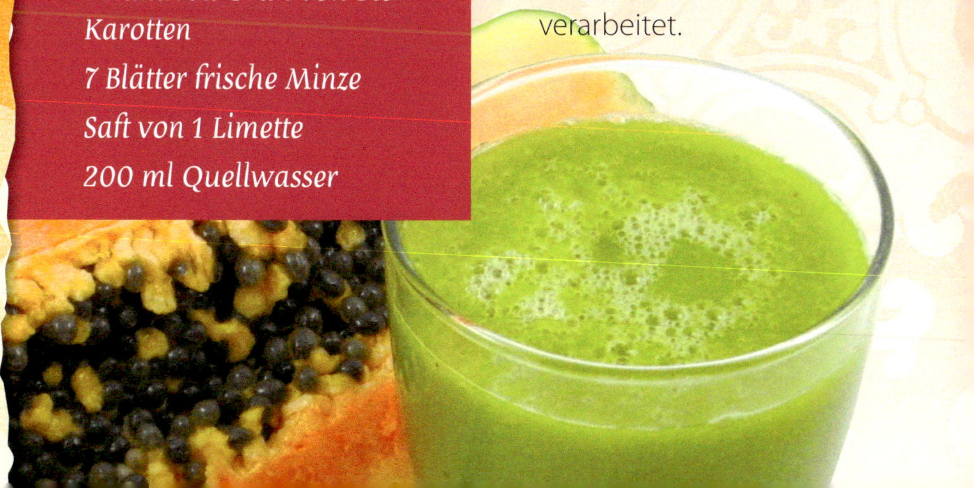

Noni - die Superfrucht aus dem fernen Asien

Die gelbweiße tropische Noni ist ca. 12 cm groß und wächst auf Bäumen in Südostasien und auf den Inseln des Pazifischen Ozeans. Der Baum mag ganz besonders den mineralstoffreichen Lavaboden dort. Das braune Fruchtfleisch ist für die meisten Menschen nicht besonders schmackhaft, und viele empfinden sowohl den Geruch als auch den Geschmack als eher unangenehm. Doch vitalisierende Nahrung soll auch Freude machen und gut schmecken – deswegen haben wir den Noni colada kreiert!

Die vielen Antioxidantien in der Noni sind verjüngend, regenerierend und lebensverlängernd. Sie enthält mehr als 160 verschiedene Nährstoffe, worunter die vielen Ballaststoffe, Proteine, Eisen, Vitamin C, Kalzium und Zink besonders erwähnenswert sind.

Die Noni wurde schon vor mehr als 2000 Jahren dazu verwendet, die Verdauung zu unterstützen, und zur Heilung des Gewebes bei Brandwunden eingesetzt. Sie hat einen stimmungsaufhellenden Effekt, weil sie die Serotoninproduktion anregt. Sie unterstützt den Körper dabei, nicht gut funktionierende oder beschädigte Zellen zu ersetzen.

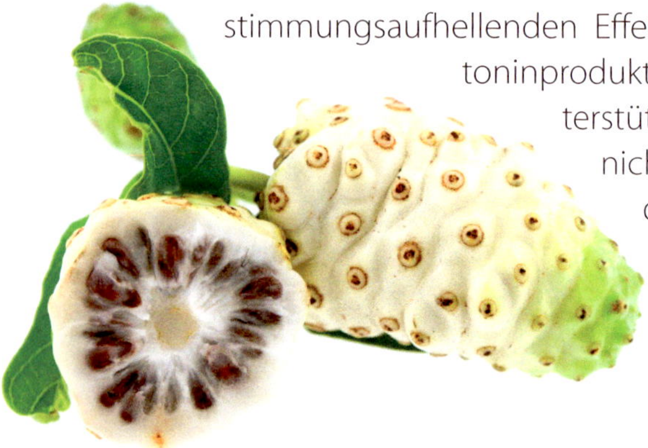

Der regelmäßige Genuss von Noni stimuliert das Immunsystem und liefert dem Körper ein natürliches Antiseptikum.

Noni wird mit Kokoswasser durchaus wohlschmeckend, und du kannst einen einfachen isotonischen Immunbooster mixen, indem du einen Löffel Nonisaft in einem Glas gekühltes Kokoswasser verrührst. Ganz besonders lecker finden wir eine vegane – und alkoholfreie – Variante des Cocktailklassikers Piña colada.

Der Noni colada

- 1 EL Nonisaft
- 1 dicke Scheibe frische Ananas
- 75 ml Kokoswasser
- 25 ml Kokosmilch
- 2 EL Kokosraspel
- 1 Prise Zimt
- 1 Prise Himalayasalz

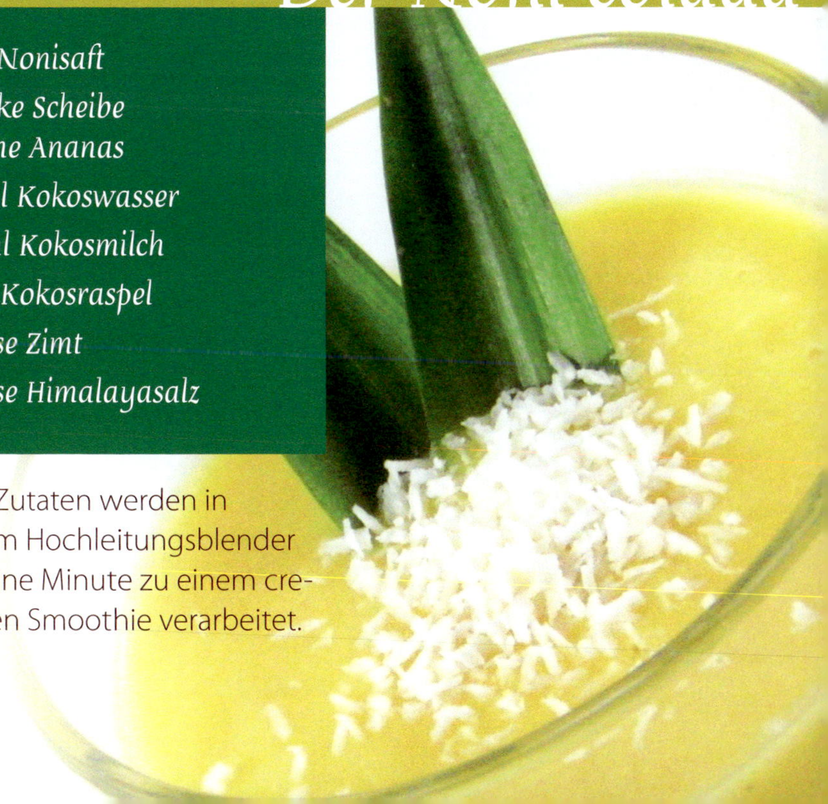

Alle Zutaten werden in einem Hochleitungsblender für eine Minute zu einem cremigen Smoothie verarbeitet.

Baobab

Die Baobab ist die Frucht des afrikanischen Affenbrotbaums. Dieser Baum ist in Süd- und Ostafrika zu Hause. Es sind gewaltige Bäume bekannt, die eine Stammhöhe von 25 Metern und einen Durchmesser von 10 Metern haben. In der Regenzeit bildet der Baum Blätter und Früchte. Wenn die Trockenzeit kommt, zieht er das Wasser wieder aus der Frucht und entledigt sich der Blätter. Das Wasser wird dann im riesigen Stamm gespeichert. Auf diese Weise kann der Baum bis zum nächsten Regen überleben. Im Alter von 20 Jahren blüht der Baum zum ersten Mal. Die eiförmigen Früchte besitzen eine harte, hölzerne Schale, die von grünen und gelben Härchen bedeckt ist. Im Inneren der Frucht befinden sich mehrere Samen, die in einem pulvrigen weißen Fruchtfleisch liegen.

In der Frucht finden wir eine hohe Konzentration wichtiger Vitalstoffe wie Kalzium, Kalium, Eisen, Vitamin C und Antioxidantien, zudem ist sie sehr reich an Ballaststoffen. Baobab enthält besonders viel Thiamin (Vitamin B1), das insbesondere für die Funktion des Nervensystems unentbehrlich ist. Die enthaltenen Vitamine C und B6 lindern Müdigkeit und Erschöpfung. Das Provitamin A und wirkt gegen Viren und hemmt Entzündungen.

Für die Bewohner der Gebiete, in denen der Affenbrotbaum wächst, ist er seit Jahrtausenden ein wichtiges Allheilmittel und eine natürliche Quelle von Gesundheit und Wohlbefinden. Nahezu jeder Teil des Baums findet Verwendung. So werden die Früchte gegen Infektionen, Pocken und Masern verabreicht. Die Blätter werden bei Erkrankungen wie Ruhr, Diarrhö, Koliken und Magen-Darm-Entzündungen

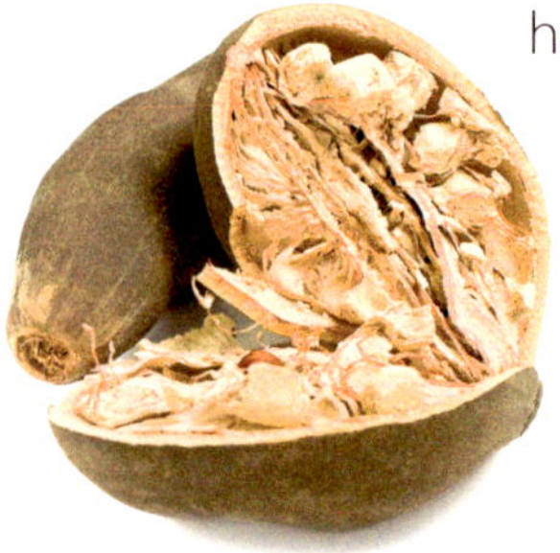

eingenommen. Die Samen finden Verwendung als Herzmittel, bei Zahnschmerzen, Leberinfektionen und Malaria-Erkrankungen.

Cremiges Baobab-Fruchtwunder

1 EL Baobab-Pulver
1 Handvoll Erdbeeren
1 Banane
1 cm Ingwer
50 ml Reis- oder Haferdrink

Alle Zutaten kommen in den Blender und werden eine Minute lang zu einem cremigen Smoothie vermixt.

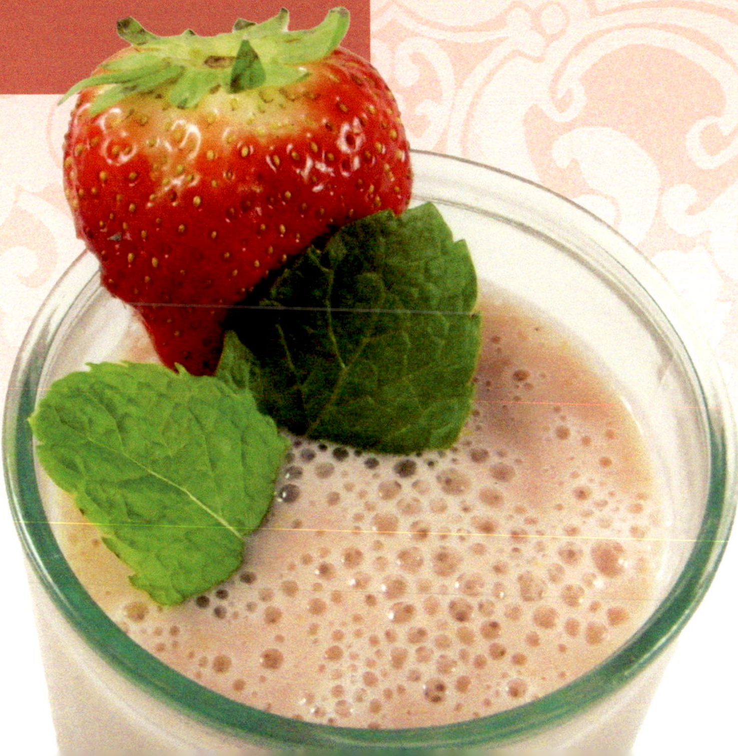

Aloe vera

Zu den seit vielen Jahren bekannten Super Foods gehört zweifellos die Aloe vera. Sie ist auch als Wüstenlilie bekannt, denn sie kann in der Wüste überleben, weil sie in der Lage ist, extrem viel Feuchtigkeit zu speichern. Ihren Ursprung hat diese Pflanze in Nordafrika und den arabischen Ländern, und schon vor mehr als 6000 Jahren haben die alten Ägypter das Geheimnis dieser Pflanze entdeckt. Dieses Wissen gaben sie weiter, und so waren später auch die alten Griechen und Römer und dann im Mittelalter viele Völker begeistert von ihr und haben immer neue medizinische Wirkungen der Aloe vera entdeckt.

Die im Blatt der Aloe vera befindliche gelartige Masse ist der Rohstoff, den wir nutzen können. Das Gel wird äußerlich für die Heilung von verbrannter Haut und Hautgeschwüren eingesetzt, und auch bei Schürfwunden und Insektenbissen bringt es schnelle Linderung. Es wirkt kühlend, fördert die Wundheilung und wirkt entzündungshemmend. Aloe vera ist außergewöhnlich gut für die Haut, weswegen du sie häufig als Bestandteil von Kosmetika und Cremes findest. Doch auch für die innerliche Anwendung ist das Gel lange schon als Heilmittel bekannt. Es hat eine abführende Wirkung und stimuliert das Immunsystem durch seinen Hauptwirkstoff, das Acemannan. Bis zur Pubertät wird Acemannan im Körper des Menschen selbst gebildet, danach muss es mit der Nahrung zugeführt werden. Acemannan wird in allen Zellmembranen des Körpers eingelagert und bewirkt dort eine Immunstärkung gegen Parasiten, Viren und Bakterien. Zudem sorgt es für ausreichend Gelenkschmiere und kann so Arthritis vorbeugen, lindern und sogar heilen.

Die Aloe vera kann mit rund 200 Wirkstoffen aufwarten, darunter 75 nahrungsrelevante Stoffe, etwa 20 Mineralstoffe, 18 Aminosäuren und 12 Vitamine. Sogar das Vitamin B 12 ist in ihr enthalten. Damit ist sie eine der wenigen pflanzlichen Quellen dafür. Dazu kommen noch eine Vielzahl von essenziellen Fettsäuren und ein hoher Enzymgehalt.

Wenn du die Chance hast, ein frisches Aloe-vera-Blatt zu verarbeiten, ist das sicherlich die erste Wahl. Auch hierfür bietet das Internet gute Bezugsquellen. Aber auch der Aloe-vera-Saft aus dem Reformhaus oder dem Biomarkt ist eine gute Wahl.

Rucola-Mandarinen-Aloe-vera-Smoothie

3 TL Aloe-vera-Saft oder ca. 5 cm Gel aus dem frischen Aloe-vera-Blatt

2 geschälte Mandarinen

1 Banane

1 kleine Handvoll Rucola

2 Datteln

etwas Quellwasser

Alle Zutaten werden in einem Hochleistungsblender für eine Minute zu einem cremigen Smoothie verarbeitet. Je nachdem, wie flüssig du ihn haben möchtest, kannst du mehr oder weniger Quellwasser hinzufügen. Oft reicht die Flüssigkeitsmenge von Aloe-vera-Saft und Mandarinen schon aus.

Cashews

Die Cashew ist eigentlich der Samen des Acajoubaums. Die uns bekannten nierenförmigen Nüsse hängen unter einem Cashewapfel. Dieser ist eine Scheinfrucht, die eigentliche Frucht ist die Cashew. Diese ist in einer harten Schale verpackt, weswegen sie als Nuss bezeichnet wird. Cashews sind sehr hell und haben einen leicht süßlichen Geschmack. Die Cashewäpfel fallen, wenn sie reif sind, vom Baum. Die Nüsse werden dann aufgesammelt und getrocknet oder geröstet. Erst dann wird die Schale entfernt.

In der Schale der Cashew befindet sich ein giftiges Öl namens Cardol, das zu Hautirritationen führen kann. Durch die Trocknung in der warmen Umgebung wird der toxische Effekt neutralisiert. Bei der Verarbeitung gibt es große Qualitätsunterschiede, und wir empfehlen natürlich Cashews, bei denen du sicher sein kannst, dass sie roh, also nicht geröstet sind. Bei den Discountern kannst du Cashews oft zu Billigpreisen kaufen, doch diese sind meist stark erhitzt, in nährstoffarmem Öl geröstet oder gar gesalzen und deswegen nicht zu empfehlen. Mit viel Wertschätzung getrocknete Cashews sind teurer, doch sie enthalten dann auch die meisten Nährstoffe und schmecken natürlich.

Cashews enthalten viele Proteine, gute Kohlenhydrate, essenzielle ungesättigte Fette (Omega-3-Fettsäuren), Enzyme und Mineralien. Verglichen mit anderen Nüssen haben sie einen geringen Fettanteil und viel mehr Kalzium, Magnesium und Phosphor. Durch ihren hohen Gehalt an Eiweiß und Eisen sind sie ein perfekter Fleischersatz. Darüber hinaus sind sie eine der konzentriertesten Zinkquellen. In kaum einem anderen Lebensmittel ist der Anteil der essenziellen Aminosäure Tryptophan so hoch, das die Produktion von Serotonin fördert – unserem »Wohlfühlhormon«.

Cashews sind ein guter Energielieferant und unterstützen hervorragend den Knochen- und Muskelaufbau. Sie liefern viele verschiedene B-Vitamine und sind gut für die Haut, weil sie eine antibakterielle und entzündungshemmende Wirkung haben. Cashews in einem Smoothie machen ihn nicht nur vom Nährstoffgehalt »milchähnlich«, sondern auch in Geschmack und Konsistenz lecker »milchig«.

Leckere Cashewcreme (Thorstens Lieblingsdessert)

2 Tassen rohe Cashews
10 Datteln
1 TL rohe Vanille
200 ml Quellwasser

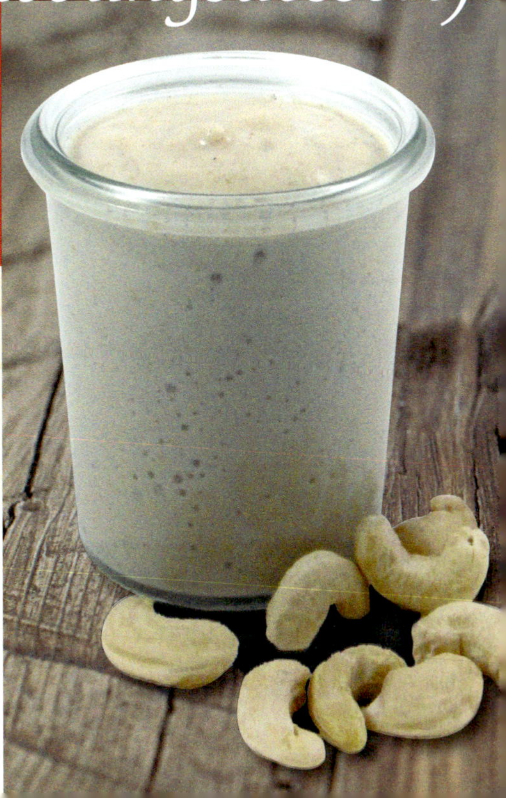

Alle Zutaten kommen in einen Blender und werden eine Minute lang zu einem cremigen Dessert verarbeitet.

Macadamia - die Königin der Nüsse

Die Macadamianuss kommt ursprünglich aus Queensland in Australien und gehört zur Gattung der Silberbaumgewächse. Sie gilt als sehr feine und wohlschmeckende Nuss. Zudem gehören Macadamianüsse aufgrund des schwierigen Anbaus, der komplizierten Weiterverarbeitung und insbesondere der gestiegenen Nachfrage zu den teuersten Nüssen der Welt. Lord John Macadam entdeckte den Macadamiabaum um 1857 herum im Regenwald an der australischen Ostküste – die Nüsse tragen deswegen seinen Namen.

Macadamianüsse haben von allen Nüssen den höchsten Anteil an ungesättigten Fettsäuren. Der Gehalt ist dem von Olivenöl sehr ähnlich. Diese Fettsäuren senken den Blutcholesterinspiegel und somit auch das Risiko von Herzkrankheiten. Macadamianüsse haben auch einen hohen Anteil von Eiweiß und wertvollen essenziellen Aminosäuren. Sie sind eine gute Quelle für verschiedene B-Vitamine und wesentliche Mineralien wie Kalium, Phosphor, Zink, Kupfer, Magnesium und Kalzium.

Die Nüsse reifen auf 5 bis 6 Meter hohen Bäumen und werden vom Boden geerntet. Danach werden sie gut belüftet einige Monate gelagert. Später werden sie geschält und nochmals einige Monate gelagert, um ihren Wassergehalt auf etwa 2 % zu reduzieren. Die Nüsse kommen fast ausschließlich geschält oder weiterverarbeitet in den Handel, da ihre Schale sehr hart und relativ dick ist. Wer

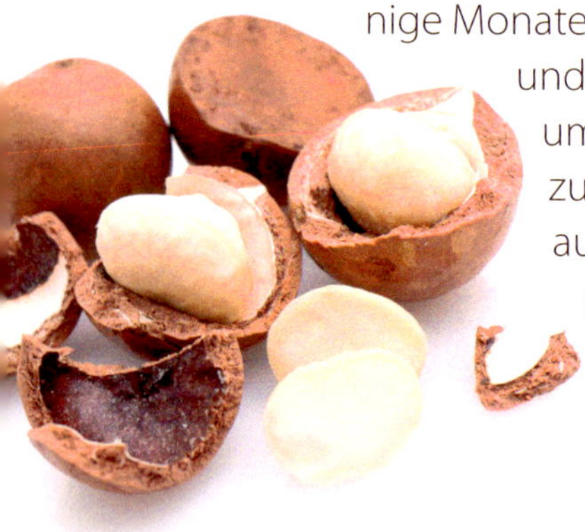

schon einmal eine Macadamianuss zu öffnen versucht hat, weiß, dass ein handelsüblicher Nussknacker daran scheitert – eben eine exklusive Nuss!

Rohe Macadamia-Mayonnaise

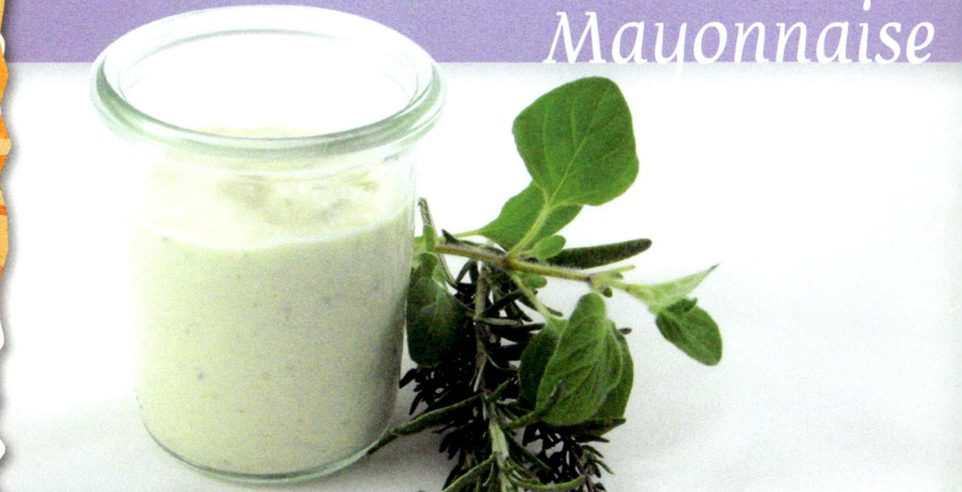

25 Macadamianüsse (6 Stunden in Quellwasser eingeweicht)

3 EL Olivenöl

2 EL Apfelessig

1 TL frisch gehackte italienische Kräuter

1/2 TL Himalayasalz

50-100 ml Quellwasser (je nach gewünschter Konsistenz)

Gib alle Zutaten in den Blender, und beginne mit einer kleinen Menge Wasser, sodass du die Konsistenz nach deinem Geschmack regulieren kannst. Die italienischen Kräuter kannst du auch durch etwas Wasabi oder ein kleines Stück frischen Meerrettich ersetzen oder ¼ Zehe frischen Knoblauch – viele Geschmacksvariationen sind möglich.

Olive

Hättest du erwartet, dass die Olive hier als Super Food auftaucht? Tatsächlich gehört sie zu den weltweit am meisten konsumierten Früchten mit Gesundheitseffekt.

Die ersten Plantagen legten Bauern vor 6000 Jahren in Südeuropa und Nordafrika an. Heute gibt es mehr als 1000 verschiedene Sorten. Beinahe 90 % aller geernteten Oliven werden zur Ölherstellung verwendet. Grüne Oliven enthalten mehr Mineralstoffe und mehr Wasser, schwarze Oliven reifen länger und sind reicher an den wertvollen einfach ungesättigten Fettsäuren.

Oftmals werden Oliven wegen ihres hohen Fettgehaltes aus der Ernährung verbannt. Ja, sie enthalten 80 bis 85 % Fett, doch hierbei handelt es sich vorwiegend um »gute Fette«, die einen essenziellen Beitrag zu einer gesunden Ernährung leisten. Beinahe 75 % des Fetts in Oliven ist Ölsäure. Das ist eine einfach ungesättigte Fettsäure, die unser Körper benötigt, um das »schlechte« Cholesterin LDL abzubauen.

Oliven sind leicht verdaulich, gleichen die Blutfettwerte aus und schützen das Herz. Dazu haben sie viel Vitamin E und sekundäre Pflanzenstoffe, die einen natürlichen Schutz vor Krebs aufbauen.

Natürlich gibt es sehr große Qualitätsunterschiede. Wir können nur dann von einem Super Food sprechen, wenn die Oliven roh und unverarbeitet sind. Die meisten dunklen Supermarkt-Oliven werden »entbittert« und gefärbt, weil sie viel zu früh geerntet werden, um mehr Profit zu machen. Es gibt aber auch sonnengereifte Spitzen-Oliven, die von Rohkost-Spezialisten ökologisch angebaut werden. Diese naturbelassenen Früchte werden in einem monatelangen Prozess bei Schattentemperaturen von etwa 20 Grad Celsius getrocknet. Etwas günstiger gibt es Oliven in Rohkostqualität, die »optimal gereift« sind. Sie werden nur gewaschen, leicht luftgetrocknet, mit etwas unraffiniertem Meersalz konserviert und verpackt.

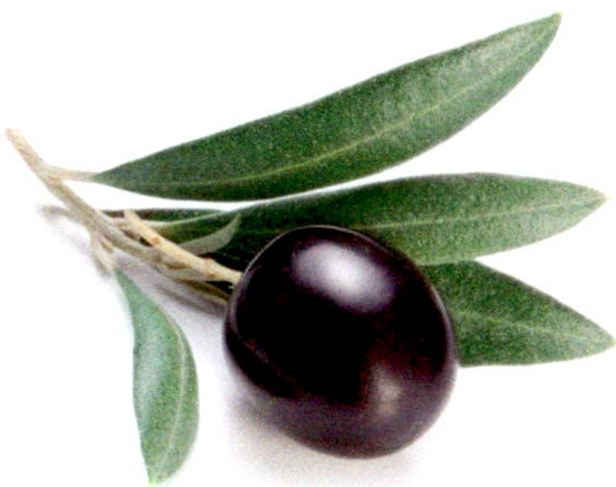

Olivenöl - ist kalt gepresst auch roh?

Auch das aus den Oliven hergestellte Öl ist ein wertvoller Lieferant für einfach ungesättigte Fettsäuren, vor allem die Linolsäure. Diese benötigt unser Körper für die Hormonproduktion. Sie wirkt ausgleichend auf die Durchblutung des Herzmuskels, den Herzrhythmus, den Blutdruck sowie die Blutgerinnung. Zudem enthält Olivenöl bis zu 20 % mehrfach ungesättigte Fettsäuren.

Doch Vorsicht: »Kalt gepresst« bedeutet nicht, dass das Öl auch Rohkostqualität hat, denn auch wenn bei der Pressung keine äußere Wärme zugefügt wird, entstehen allein durch den hohen mechanischen Druck in den meisten industriellen

Ölmühlen Temperaturen von bis zu 170 Grad Celsius. Es gibt nur wenige Ölmühlen, die ihre Öle bei der Pressung nicht über 42 Grad Celsius erhitzen, sodass diese noch als roh klassifiziert werden dürfen. Diese Öle sind eine Investition von ca. 18 Euro für einen halben Liter in deinen Körper und deine Gesundheit wirklich wert.

Rohe Tapenade

100 g grüne Oliven
100 g schwarze Oliven
1/2 Knoblauchzehe
2 TL Zitronensaft
2 EL Walnusskerne
etwas Himalayasalz

Die Knoblauchzehe wird zerdrückt und danach mit allen anderen Zutaten im Blender auf der niedrigsten Stufe zu einer groben Masse vermengt. Je schneller der Blender dreht, desto feiner wird die Tapenade. Sie schmeckt besonders lecker auf frischen, selbst gemachten Kräckern (Seite 76).

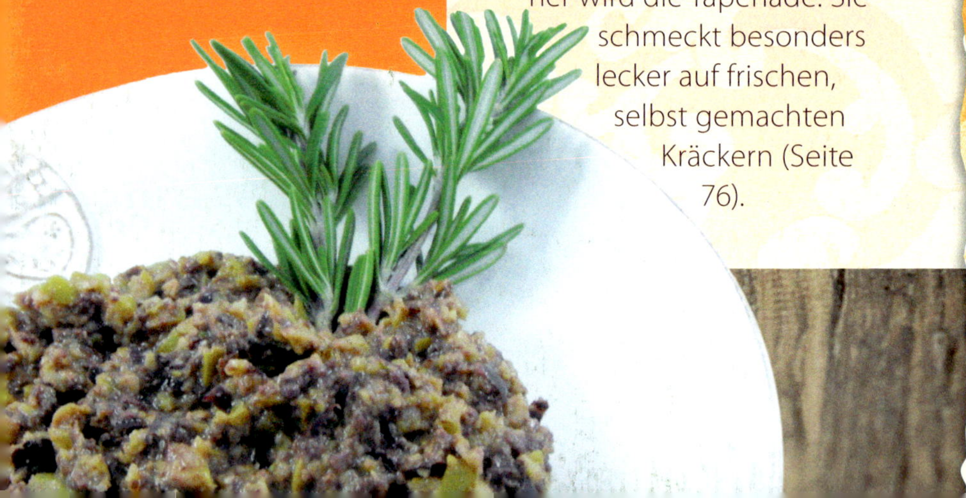

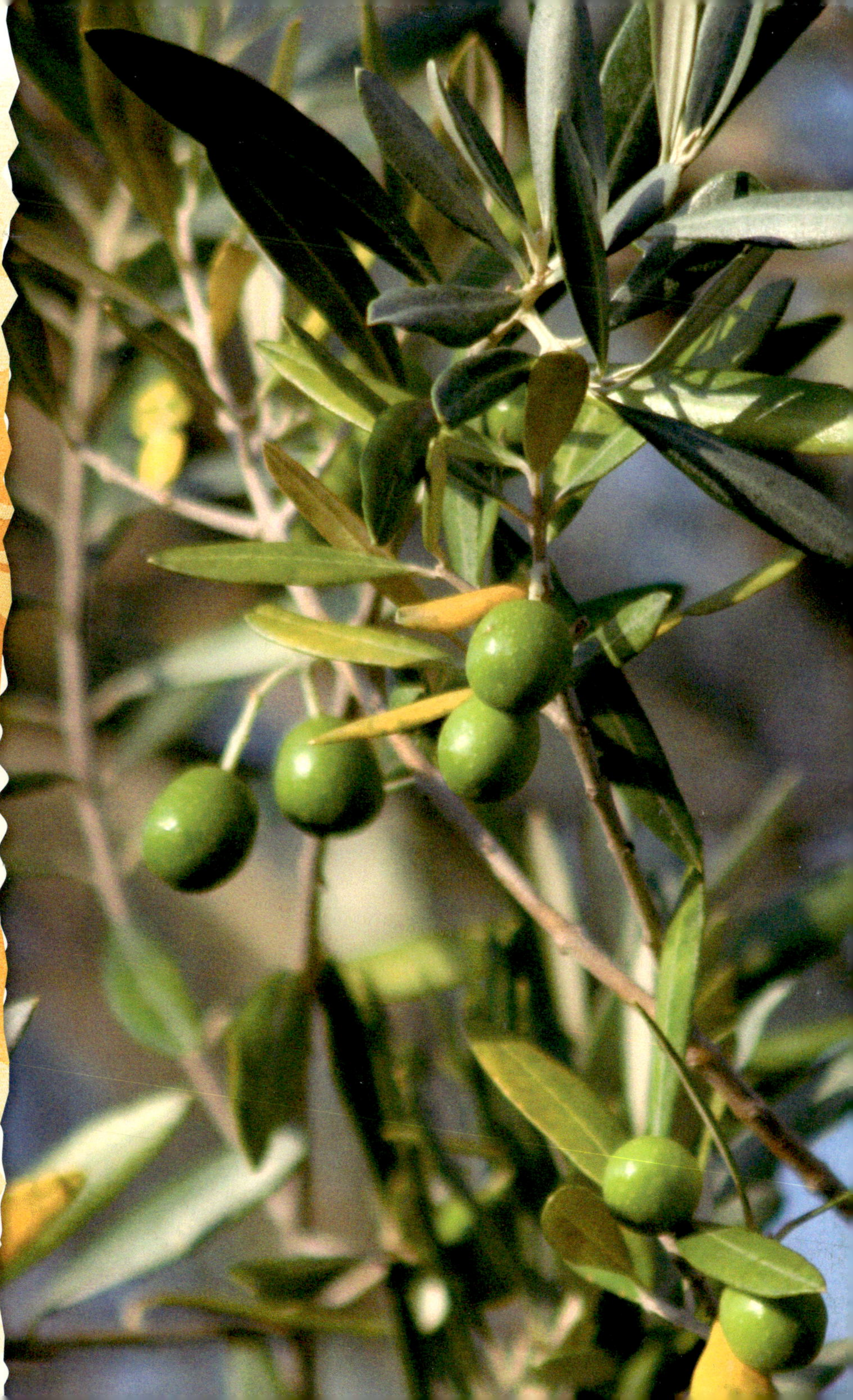

Chili - superscharf und supergesund

Das gesundheitlich wohl wirkungsvollste Gewürz ist der Chili. Er ist die Grundlage des Cayennepfeffers und verwandt mit der milden Gemüsepaprika, nicht aber mit dem uns bekannten Pfeffer. Er hat seinen Ursprung in Südamerika und wurde von den Indios seit Urzeiten als Heilpflanze verwendet. Eigentlich sind die Schoten Beeren, und sie kommen in einer Vielzahl von Formen, Farben, Größen und Schärfegraden vor.

Chili enthält die Vitamine A, B und C, Kalium, Kalzium und viel vom positiv wirkenden Alkaloid Capsaicin. Es reizt trotz seiner extremen Schärfe die Magenschleimhaut nicht, sondern schützt sie sogar vor aggressiven Stoffen. Capsaicin stimuliert die Speichelbildung, den Gallenfluss und die Kalorienverbrennung. Es regt die Darmbewegung an und verbessert so den Transport des Nahrungsbreis. Außerdem wirkt es gegen Krämpfe, Blähungen und Magengeschwüre. Auf die Nerven wirkt es stimulierend und schmerzlindernd und wird deswegen auch gegen Rheumaschmerzen empfohlen.

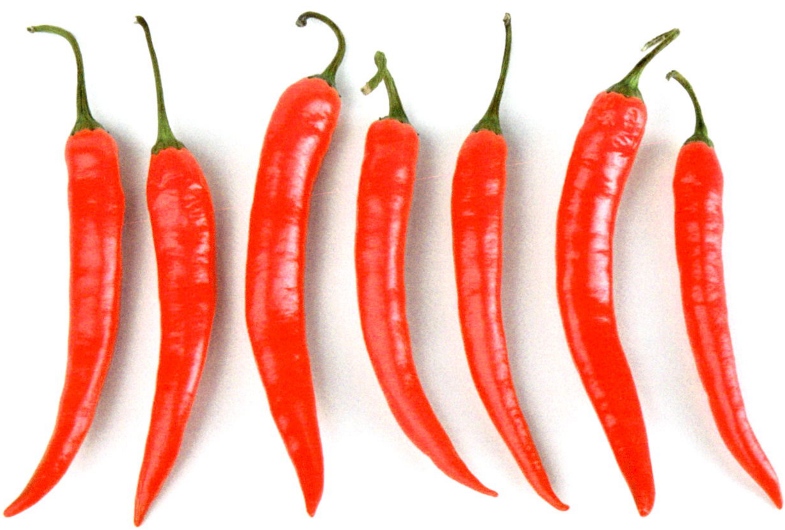

Chili verbessert die Blutzirkulation, verhindert die Bildung von Thrombosen und kann selbst Herzinfarkt, Schlaganfall, asthmatischen Anfällen, Demenz sowie Alzheimer vorbeugen. Die Liste der Beschwerden, gegen die Chili hilfreich eingesetzt werden kann, ist beinahe unendlich: akute Zahnschmerzen, Krämpfe, Erkältung, Krampfadern, Verstopfung, Diabetes, chronische Müdigkeit, Schuppenflechte, Kopfschmerzen und selbst Cholera und Gelbfieber. Manche Therapeuten empfehlen Chili zur Stärkung der Augen und der Sehkraft und gegen Nachtblindheit.

Hot Chili-Smoother

1 dünne Scheibe frische rote Chili

1/3 Bio-Salatgurke mit Schale

1 geschälte Mandarine

1 Birne

1 Handvoll Spinat

1 cm frischer Ingwer

50 ml Quellwasser

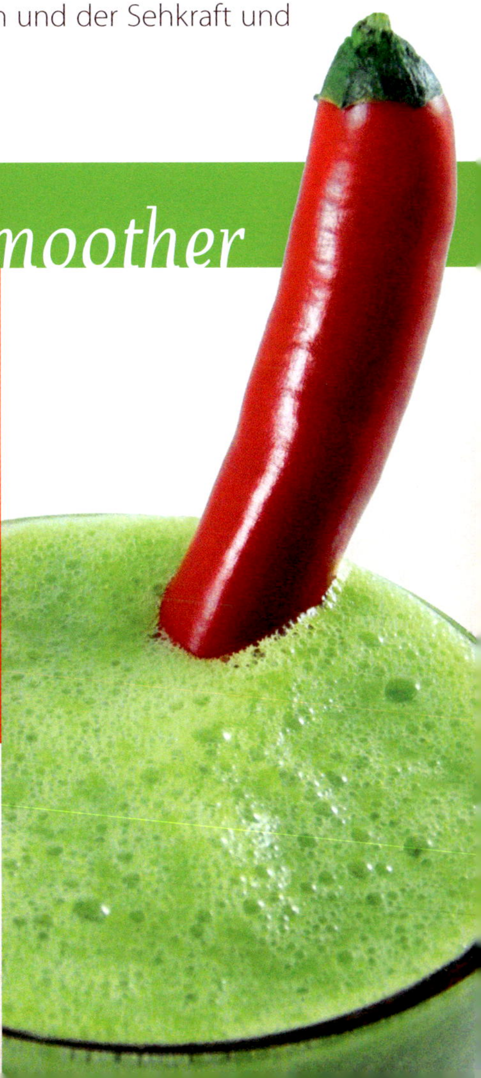

Alle Zutaten kommen in den Blender und werden eine Minute lang zu einem cremigen Smoothie vermixt.

Maca - die Königin der Anden

Maca hat den Ruf eines machtvollen Kraft- und Ausdauerverstärkers, den bereits die frühen Menschen verwendeten. Wie die Gojibeeren ist auch Maca ein leistungsfähiges Adaptogen, was so viel bedeutet, als dass es die Fähigkeit hat, das Herz-Kreislauf-System, das Nervensystem, das endokrine System, die Muskulatur und das Lymphsystem auszubalancieren und zu stabilisieren. Als ein Adaptogen kann Maca mehr Energie liefern, wenn es nötig ist, aber überstimuliert den Körper nicht. Sie besitzt eine Art selbstregulierenden Sensor. Adaptogene wirken immer genau dort, wo sie gebraucht werden, und können so den ganzen Körper verbessern und helfen, herausfordernde Situationen und Stresseinflüsse besser zu verarbeiten.

Maca ist eine Wurzelknolle und wächst in den peruanischen Anden auf einer Höhe von ungefähr 4000 Metern. Auf dieser Höhe wächst sonst kaum noch etwas. Daraus erklärt sich auch ihre besondere Wirkkraft. Die Knolle nimmt so viele Vitamine und Mineralien aus dem Boden auf, dass dieser nach der Ernte erst nach zehn Jahren wieder neu bepflanzt werden kann. Die Indianer Perus nennen sie die »Königin der Anden« und verzehren sie traditionell, um körperliche Energie, Durchhaltevermögen und Libido zu steigern. Es gibt Berichte, die Maca als »natürliches Viagra« bezeichnen. Die Wurzel stimuliert das Hormonsystem und unterstützt eine gesunde Sexualfunktion. Es wird verstärkt von Athleten genutzt, um den Energielevel zu steigern und die Bildung von Muskelmasse zu fördern. Maca enthält einen hohen Anteil hochwertiger Proteine und ver-

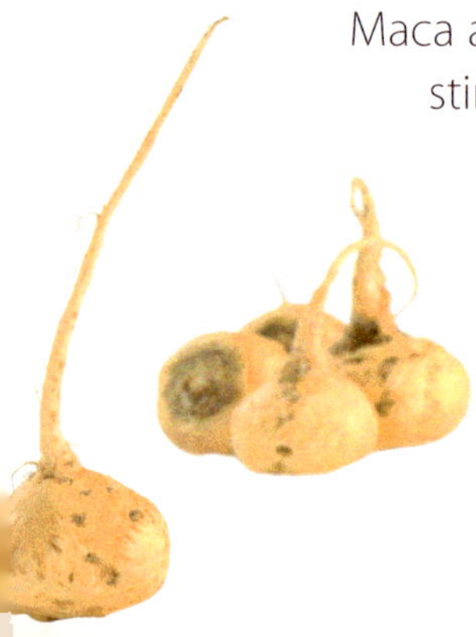

fügt über sämtliche essenziellen Aminosäuren. Außerdem ist sie reich an Kohlenhydraten und den Vitaminen A, B1, B2, B3, B12, C, D und E. Zudem enthält Maca einen hohen Gehalt an Mineralien wie Kalzium, Magnesium, Eisen, Jod, Zink, Silizium, Kalium, Sodium, Kupfer, Mangan und Phosphor. Maca enthält sogar ein dem Östrogen ähnliches Molekül und wirkt dadurch für Frauen in den Wechseljahren wie eine natürliche Hormongabe, aber ohne Nebenwirkungen. Maca verleiht dem Körper ein außergewöhnliches Maß an Energie, Kraft und Ausdauer, steigert die Vitalität und die Lebensfreude.

Pure Love

1 EL Maca
1 EL rohes Kakaopulver
2 EL Mandelmus
3 frische Datteln
1 Prise Chili
etwas abgeriebene Schale von Bio-Orangen
200 ml Quellwasser

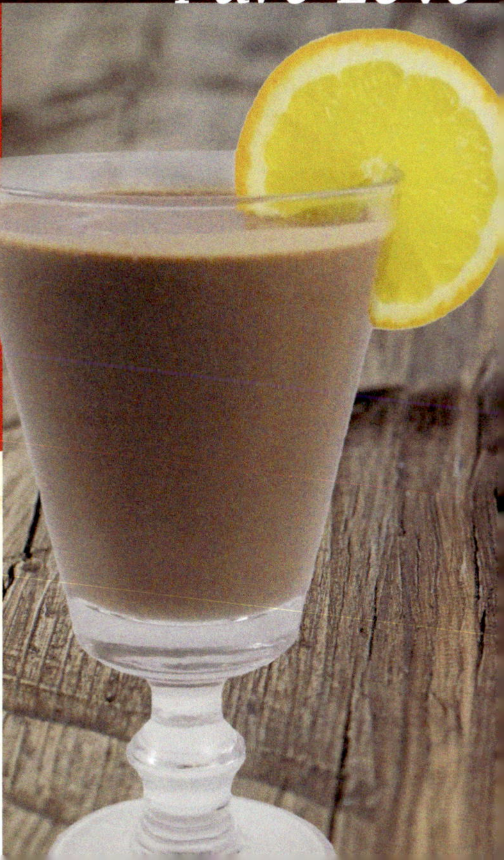

Alle Zutaten werden im Blender für eine Minute zu einem stärkenden, feurig-schokoladigen Liebesdrink vermixt.

Astragalus - die Wurzel der Unsterblichkeit

Die Astragaluswurzel wird von der Traditionellen Chinesischen Medizin bereits seit Jahrtausenden, oft in Verbindung mit Kräutern, für die Stärkung des Körpers eingesetzt. Die Chinesen nennen sie »Huang Qi«, was so viel bedeutet wie »Sternenmilch«. Mit »Qi« wird auch die Lebenskraft bezeichnet. Wird diese angeregt, werden die Selbstheilungskräfte aktiviert, und viele Krankheiten und Mangelzustände im Körper heilen sich selbst.

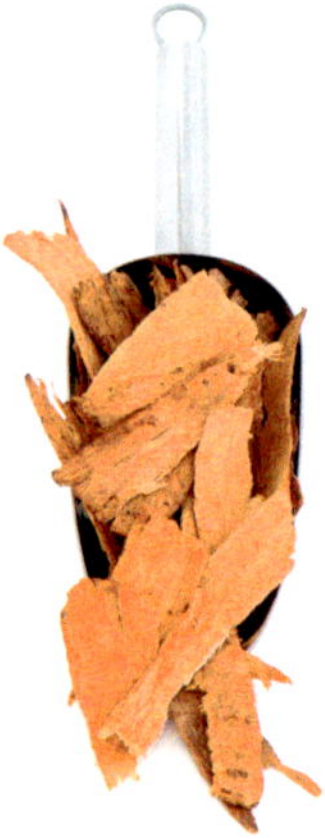

Astragalus ist ein Adaptogen, hat also eine natürliche Anti-Stress-Wirkung, und das physisch, mental und emotional. Der Wurzel werden schon seit Langem krebsheilende Eigenschaften nachgesagt, und sie wird bei Diabetes eingesetzt. Sie ist voller Antioxidantien, die Zellen vor Beschädigungen durch freie Radikale schützen und ihnen Energie geben. Sie schützt und stärkt das Immunsystem, beugt Erkältungen und Infektionen der oberen Atemwege vor, senkt den Blutdruck und schützt die Leber.

Die Forschung bescheinigt Astragalus eine stärkende Wirkung auf die Immunkraft des Körpers, speziell bei Menschen, deren Organismus durch eine Chemo- oder Strahlentherapie stark belastet wurde. In diesen Studien wurde bestätigt, dass Astragalus die Genesung und Erholung beschleunigt und die Lebenserwartung erhöht. Nicht zuletzt ist dies auf die Tatsache zurückzuführen, dass Astragalus in unserer DNS das »Unsterblichkeitsenzym« Telomerase aktiviert.

Die Wurzel stärkt die Lebensenergie und unterstützt die Bildung von Blut und anderen Körperflüssigkeiten. Die chinesische Heilkunde spricht von einem »schützenden Qi«, das die Wurzel dem Energiesystem zuführt und das direkt unter der Haut ein energetisches Schutzschild aufbaut. Dieses hilft dem Körper bei der Abwehr externer Krankheitserreger und erhöht die allgemeine Energie.

Das Astragaluspulver ist beinahe geschmacklos und kann deswegen leicht mit vielen Smoothies kombiniert werden.

Sternenmilch

1 TL Astragaluspulver
1 TL rohes Vanillepulver
6 Datteln
ca. 25 Macadamianüsse
200 ml Quellwasser

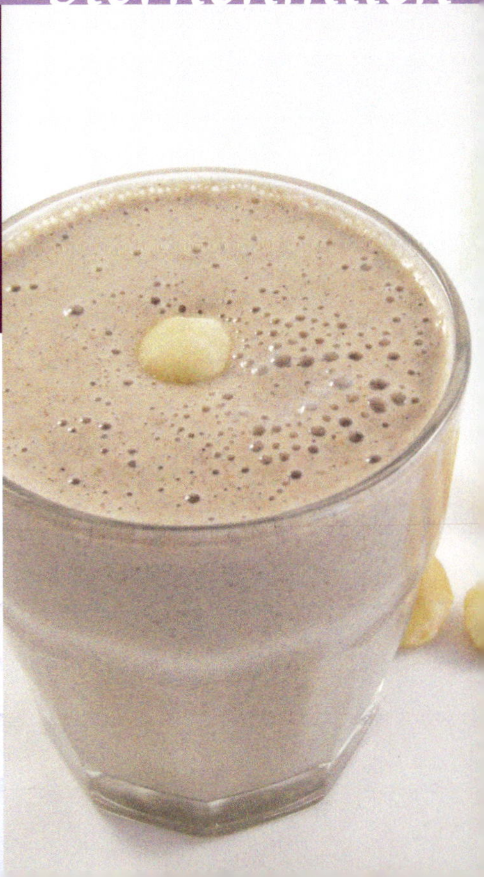

Alle Zutaten werden im Blender für eine Minute zu einem cremigen Smoothie vermixt.

Ginseng - noch so eine Wunderwurzel

Die Kraft gebende und energetisierende Wirkung von Ginseng ist allgemein bekannt. Doch wird ihr in unseren Breitengraden beinahe überhaupt keine Beachtung mehr entgegengebracht – Zeit, ihr diese zurückzugeben!

Die Ginsengwurzel wächst in vielen Teilen Asiens, so in China, Korea und Sibirien. Im fernen Osten ist sie schon mehr als 4000 Jahre bekannt und wird seit jeher als natürliches Heilmittel für ein breites Anwendungsspektrum eingesetzt. Die Pflanze gehört zur Familie der Araliengewächse wie auch der uns bekannte Efeu. Je älter die Wurzel ist, eine desto stärkere Heilkraft wird ihr zugeschrieben.

Ginseng wird vor allem dann verwendet, wenn das Energieniveau erhöht werden soll, und hat im alten China seit jeher einen Ruf als potenzanregendes Mittel. Es wirkt gefäßerweiternd und durchblutungsfördernd und erhöht den Hormonspiegel. Dies wirkt sich auch auf die Sexualorgane aus, deren Stimulationsempfindlichkeit deutlich gesteigert wird. Ginseng ist darüber hinaus sehr effektiv gegen Stress und Übermüdung. Als Adaptogen hilft Ginseng, entweder Übermüdung oder Unruhe auszugleichen. Deswegen konsumierst du ihn am besten morgens, denn er könnte sonst Auswirkungen auf deinen Schlaf haben – unser Ginseng-Bananen-Smoothie passt geschmacklich gut zum Frühstück.

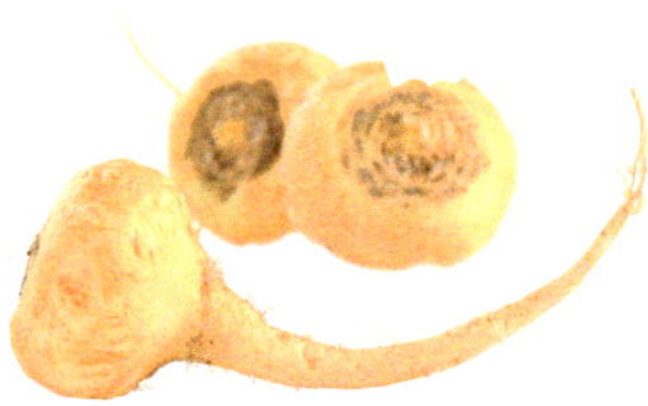

Ginseng bekommst du in Asiashops als Extrakt, allerdings empfehlen wir natürlich die

Verwendung von frischem Ginseng. Er ist reich an Vitaminen, den Mineralstoffen Eisen, Magnesium, Kobalt, Silizium und Zink, an Elektrolyten, Aminosäuren, den Hormonen Sitosterol und Stigmasterol und dem Spurenelement Germanium. Germanium ist ein sehr kraftvolles natürliches Antioxidans, das einen besonderen Schutz vor freien Radikalen bietet und so vorzeitige Alterung und DNS-Schäden verhindert und das Immunsystem stärkt.

Ginseng-Bananen-Smoothie

1 cm von einer frischen Ginsengwurzel (oder 10 ml Ginsengkonzentrat)

1 Banane

150 ml Haferdrink Vanille

Alle Zutaten kommen in den Blender und werden eine Minute lang zu einem cremigen Smoothie vermixt. Du kannst diesem Smoothie auch noch ein 1 EL rohes Kakaopulver zufügen, um eine schokoladige Variante zu kreieren.

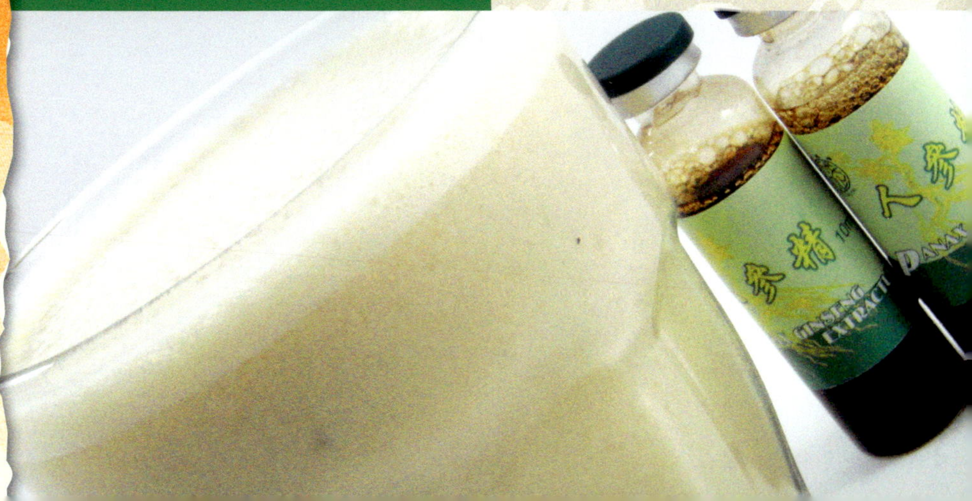

Kurkuma

Kurkuma ist ein schmackhaftes, kraftvolles und dazu auch noch günstiges Super Food. Es wird auch als Gelbwurz oder gelber Ingwer bezeichnet und ist die heilige Pflanze Indiens, die schon seit Jahren in der Alternativmedizin erfolgreich als Heilmittel gegen Arthrose, Krebs, Diabetes und Alzheimer eingesetzt wird. Kurkuma ist ein Gewürz, das aus der Wurzel eines Ingwergewächses gewonnen wird. Es hat einen herrlich asiatischen Geruch und sorgt im Curry für die bekannte gelbe Farbe. Kurkuma hat einen erdigen Geschmack und wird hauptsächlich als Würze für Saucen und Suppen verwendet. Bei uns ist Kurkuma meist in Pulverform oder in gut sortierten Bioläden auch als ganze Wurzel zu bekommen.

Wenn du die volle Bioverfügbarkeit von Kurkuma nutzen möchtest, nimm es immer in Verbindung mit hochwertigem schwarzem Pfeffer und ein wenig kalt gepresstem Olivenöl oder Kokosöl ein. Das erhöht die Absorption durch den Körper um das bis zu 2000-Fache.

Wegen ihrer leuchtend gelben Farbe, die die Wurzel der Kurkumapflanze vor allem ihrem hohen Anteil an ätherischen Ölen verdankt, wird sie häufig zum Färben von Speisen benutzt. Sie stellt eine weitaus kostengünstigere Alternative zu Safran dar. Doch auch die Heilkraft von Kurkuma ist beachtenswert. Die Inder wissen schon seit 4000 Jahren um die heilende Wirkung, und es ist fester Bestandteil der ayurvedischen Medizin. Kurkuma wirkt entzündungshemmend und hat eine beachtliche antioxidative Wirkung. Ei-

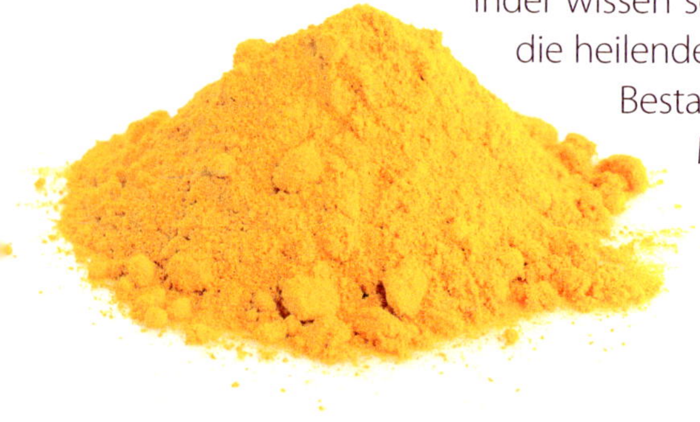

nige Studien zeigen, dass Kurkuma sogar der Entstehung von Krebszellen entgegenwirkt, entartete Zellen zerstören kann und die Leberfunktion verbessert. Darüber hinaus wird Kurkuma als Heilmittel gegen Thrombose und Gehirnerkrankungen wie Alzheimer und Parkinson eingesetzt.

Sehr auffallend ist, dass Krankheiten wie Demenz und Krebsarten wie Prostata-, Brust- und Darmkrebs in Indien, wo Kurkuma in großen Mengen konsumiert wird, selten und in großen Gebieten gar nicht vorkommen.

Rohes Kurkumasüppchen

3-4 cm frische Kurkuma oder 1 TL Kurkumapulver
2 Tomaten
1/2 Avocado
1/4 Knoblauchzehe mit Haut
1 TL frischer Koriander
2 TL Kokosfett
2 TL Miso
2 TL Zitronensaft
1/2 TL Curry
150 ml Quellwasser
schwarzer Pfeffer, Himalayasalz und Chili zum Abschmecken

Gib alle Zutaten in den Blender, und mixe sie eine halbe Minute lang auf höchster Stufe durch. Das kalte, schäumende Süppchen kannst du direkt verzehren, und es wirkt wärmend.

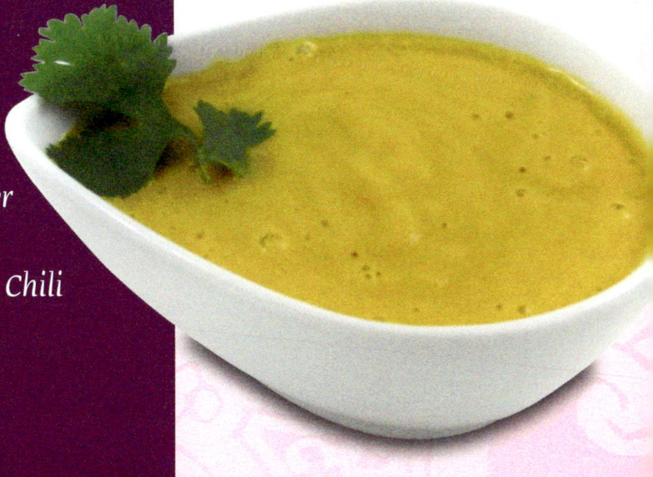

Heil- und Vitalpilze

Eines der faszinierendsten Super Foods sind die Heil- und Vitalpilze. Es gibt Hunderte von Sorten dieser medizinischen Pilzarten, die ihre verjüngende und revitalisierende Energie an uns weitergeben wollen. Sie unterstützen Herz, Leber, Nieren, Haut und Knochen. Die medizinischen Heilpilze konzentrieren die Heilstoffe aus Bäumen. Wenn du einen Spaziergang durch den Wald machst, wird dir auffallen, dass Baumpilze meist an bereits abgestorbenen Bäumen wachsen. Es scheint, als möchte die Natur die einzigartigen Elemente, die der Baum enthält, nicht vergeuden, sondern konzentriert sie in Form von Pilzen. Bäume werden weit über 100 Jahre alt und haben im Laufe ihrer Lebzeit Unmengen von Vitalstoffen gespeichert. Daher sind Baumpilze unglaublich kraftvolle Heilmittel. In der westlichen Welt ist diese Form von natürlichen Super Foods noch recht unbekannt. Dabei sind Heil- und Vitalpilze ein wahrer Segen für unsere Gesundheit und um natürliche Heilprozesse in Gang zu setzen. Die wirkstärksten Pilze sind Reishi, Chaga, Maitake, Shiitake, Schmetterlingsporling, Mandelpilz und Raupenpilz. Natürlich gibt es noch eine Vielzahl von weiteren Arten, beispielsweise Gemeiner Feuerschwamm, Affenkopfpilz, Gemeiner Samtfußrübling oder Eichhase. Hinter all diesen lustig klingenden Namen verbergen sich wahre Vitalkünstler. Diese sind meist in Heilpilzmischungen enthalten. Wenn du diese Heilpilze über ein paar Monate hinweg verzehrst, wirst du einen signifikanten Anstieg deiner Immunabwehr feststellen. Doch nicht nur das. Sie haben eine direkte Wirkung auf das Nervensystem und sind eine der besten natürlichen Proteinquellen. Wir wollen in diesem Buch nur auf die in Deutschland am leichtesten erhältlichen Heilpilze eingehen – Reishi und Chaga.

Reishi - der Glückspilz

Dieser Superpilz ist der wohl beste Immunschützer und wird zu Recht als der König unter den Vital- und Heilpilzen bezeichnet. Reishi ist der japanische Name für den Glänzenden Lackporling. Er wird auch liebevoll der »Pilz der Unsterblichkeit« genannt. Er wird schon seit mehr als 2000 Jahren in der Traditionellen Chinesischen Medizin eingesetzt, wo ihm eine sehr hohe Heilkraft zugeschrieben wird. Als wirksamste und meistverbreitete Variante gilt der rote Reishi. Er ist u. a. in ganz China zu finden.

In Reishi sind viel Vitamin C, B, D und E, Folsäure, Mineralstoffe wie Eisen, Magnesium, Kalzium und Zink enthalten und neben verschiedenen Spurenelementen auch organisches Germanium, das als Super-Antioxidant bekannt ist.

In China wird der Reishipilz heute sogar als begleitendes Therapeutikum bei Tumorbehandlungen eingesetzt. Auch in Japan ist er offiziell als Arzneimittel zugelassen. Reishi soll eine stark tumorhemmende Wirkung haben und einer Metastasierung entgegenwirken.

Seine Vitalstoffe verbessern den Sauerstofftransport zu den Organen. Er kann einem zu hohen Blutdruck entgegenwirken und sorgt für eine Absenkung der Cholesterinwerte. Er vermindert die Blutgerinnung und ist somit die perfekte Prävention von Herz- und Gefäßkrankheiten.

Untersuchungen zeigen, dass Reishi einen wichtigen Beitrag für ein starkes Immunsystem leistet. Selbst bei einer schwachen Kondition verhilft er zu mehr Leistungskraft.

Weil der Pilz sehr bitter schmeckt, empfehlen wir, ihn in kleinen Mengen in Pulverform einem Super-Food-Smoothie beizufügen und ihn nicht frisch zu verspeisen. Vitales Essen soll ja auch Freude bereiten! Die weniger Empfindlichen kochen sich aus dem Reishi auch einen Tee, doch das ist Geschmackssache.

Neben der körperlichen Wirkung hat Reishi noch eine ganz besondere Eigenschaft: Er öffnet das Gefühl, beruhigt den denkenen Verstand und bringt mentale Ruhe. Er unterstützt also deine spirituelle Entwicklung und wird dich näher an dein Höheres Selbst führen. Dadurch erhältst du mehr Einsichten über dich und dein Leben. Deswegen zählt Reishi zu unseren Lieblings-Super-Foods, denn er ist Lebensverlängerer und Glücksunterstützer zugleich!

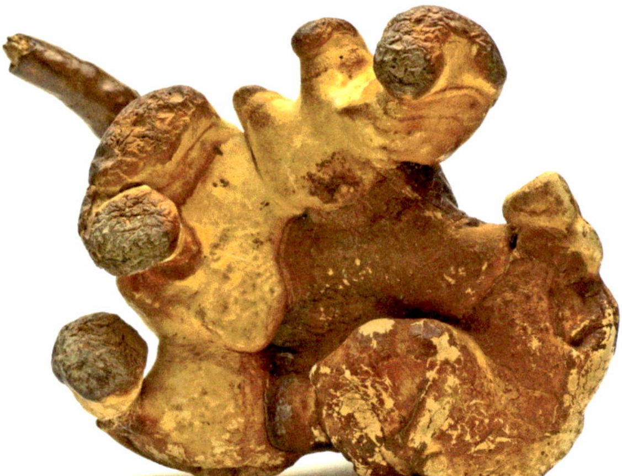

Chaga

Der Chagapilz kommt auch ursprünglich aus Asien, wo er seit vielen Tausend Jahren dazu verwendet wird, das Immunsystem zu stärken. Chaga ist ein einzigartiger tiefbrauner bis schwarzer Schwammpilz, der vorwiegend an Birken wächst. Er wird auch als Parasitenpilz bezeichnet, weil er sein ganzes Leben lang Betulin aus den Birken zieht, die diesen Stoff als Schutzmittel gegen den Pilzparasiten produzieren. Der Pilz setzt es in Betulinsäure um, die in der Medizin als Ausgangssubstanz für Medikamente zur Behandlung von Autoimmunkrankheiten wie z. B. AIDS eingesetzt wird.

Bereits im 16. Jahrhundert wurde Chaga in der russischen Volksmedizin verwendet, um Krebs zu behandeln. Der Legende nach wurde Fürst Wladimir Monomach durch eine Brühe aus diesem Pilz vom Unterlippenkrebs befreit. Heute hört man immer noch davon, dass Chaga während einer Krebstherapie eingesetzt wird, um die Nebenwirkungen der Medikamente zu neutralisieren. Chaga war schon immer ein Geheimtipp zur alternativen Behandlung für eine Vielzahl von Beschwerden.

Er besitzt entgiftende und entzündungshemmende Eigenschaften, gibt der Haut eine gesunde Ausstrahlung und verlangsamt den Alterungsprozess. Er stimuliert und harmonisiert das Hormon-, das Nerven- und das Immunsystem.

Selbst der Widerstand der Darmflora wird erhöht und ein guter Stuhlgang gefördert. Der Pilz unterstützt die Funktion der Nieren, der Prostata, des Harnsystems und der Blase. Auch die Herzgefäße und die Atmungssysteme leben buchstäblich auf.

Auch im Kampf gegen Schuppenflechte wird Chaga erfolgreich verwendet sowie bei chronischen Erkrankungen der Leber. Sein hoher Gehalt an Magnesium und Kalium wirkt bei der Behandlung von Ödemen und reguliert die Herztätigkeit. Der Sauerstofftransport wird durch den Pilz angeregt, er wirkt blutsäubernd und hilft dabei, den Cholesteringehalt zu senken.

Wir Menschen haben nicht das notwendige Enzym, um die Polysaccharide des wilden Chagas aufzunehmen und zu verdauen. Deswegen ist Chaga in Pulverform oder als Extrakt zu empfehlen, weil daraus die für den Körper wertvollen Stoffe absorbiert werden können.

Das folgende Rezept ist ein Universalrezept für alle Heilpilze. Wie erwähnt sind Heilpilze alles andere als schmackhaft. Wir verwenden in dem Rezept eine Menge, die sich geschmacklich zwar durchsetzt, jedoch für unser Empfinden noch genießbar ist. Du kannst diese Menge natürlich variieren und etwas weniger von dem Pulver nehmen.

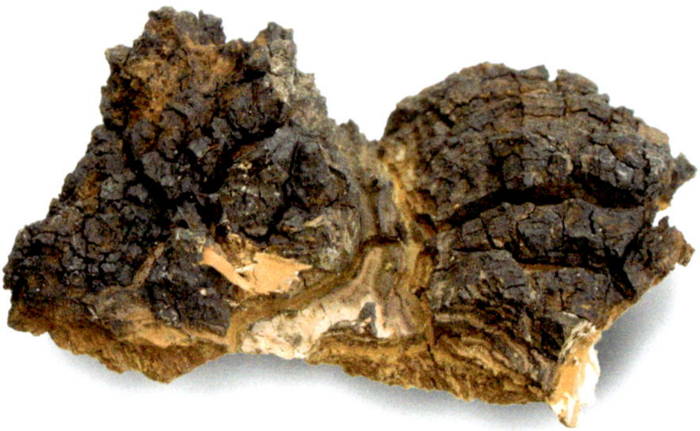

Super-Immun-Booster

2 TL Reishi, Chaga oder Vitalpilzmischung in Pulverform

2 TL rohes Kakaopulver

1 EL Mandelmus

1 TL Leinöl

1 EL Honig

1 EL Gojibeeren

100 ml Quellwasser

Alle Zutaten werden im Blender für eine Minute zu einem cremigen Smoothie vermixt.

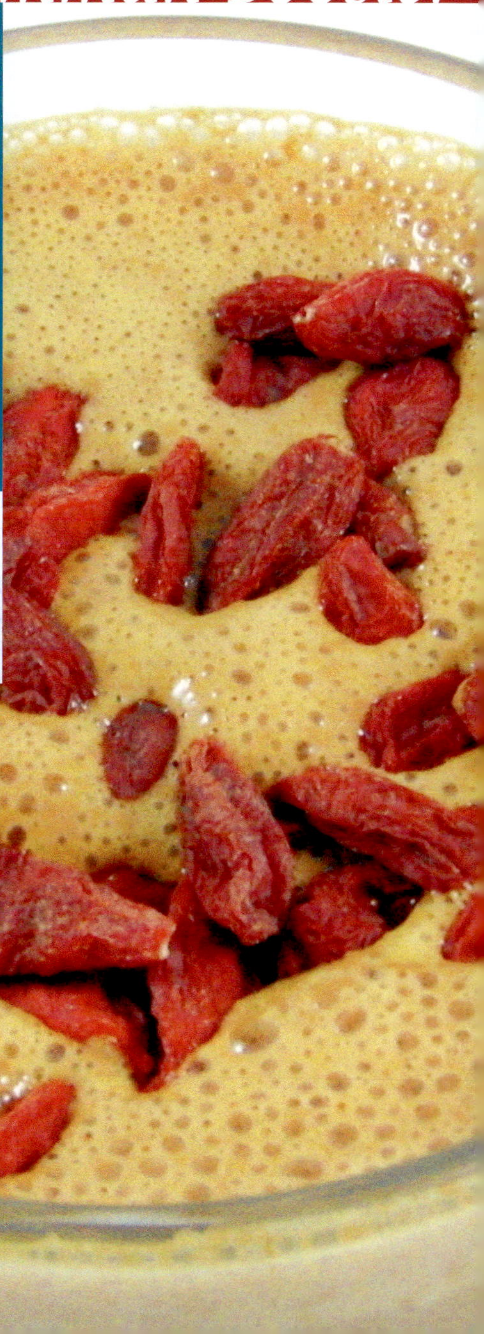

Süßungsmittel

An dieser Stelle müssen wir auch auf das Süßen von Speisen eingehen, denn es gibt ein paar natürliche Super Foods, die wir verwenden können, um unsere Nahrung zu süßen, ohne dass wir dafür raffinierten Zucker verwenden müssen. Diese in unserer Gesellschaft gebräuchliche Form des Süßens ist wahrscheinlich das Schlechteste, was wir unserem Körper antun können, denn Zucker löst in deinem Körper ein Verlangen nach immer mehr davon aus. Zudem werden dein Blutzuckerspiegel und deine Stoffwechselprozesse gestört, der Körper wird übersäuert, und der raffinierte Zucker ist extrem schlecht für deinen Darm, weil die durch ihn entstehenden Schimmelpilze die guten Bakterien vernichten, die für eine gesunde Darmflora sorgen. Und diese »Gesellschaftsdroge« ist fast in jeder Form von Lebensmittel verarbeitet – auch dort, wo wir sie nicht vermuten. Zucker führt zu einem künstlichen Rausch, plötzlichem Energieverlust und wird selbst für Depressionen verantwortlich gemacht. Aber gibt es Alternativen?

Eine starke Süßkraft haben Stevia, Mesquite oder rohe, getrocknete Datteln. Die weit verbreitete Meinung, dass Agavensirup ein guter Zuckerersatz ist, stimmt leider nicht. Wir dachten das lange Zeit auch, doch unsere neuesten Recherchen haben uns dazu gebracht, dass wir ihn jetzt aus unserer Küche »verbannt« haben. Agavensirup hat durch seinen viel zu hohen Fructosegehalt ein ähnliches Verhalten wie weißer raffinierter Zucker und wird zudem stark erhitzt, ist also niemals roh und deswegen auch kein echtes Super Food.

Stevia hat einen eher bitteren Beigeschmack und ist deswegen bei vielen nicht so beliebt. Am besten machst du dir die Süße für Speisen und Getränke also selbst. Wir geben dazu ein paar Datteln in den Smoothie – entweder direkt aus der Packung oder für ein paar Stunden in Quellwasser eingeweicht und zu Mus bzw. Püree verarbeitet.

Datteln enthalten rund 30% Fructose. Die Agave liegt bei mindestens 55%, und rohe Agave kann sogar bis zu 85% Fructose enthalten. Entscheidender als der Fructosegehalt ist jedoch, dass die Fructose in getrockneten Früchten wie Datteln anders im Körper verarbeitet werden kann. Sie ist in ihrer natürlichen Form an Fasern gebunden und wirkt zusammen mit Vitaminen, Mineralien und anderen Phytonährstoffen. Datteln sind also natürliche, unverarbeitete und ganzheitliche Lebensmittel, die, wenn sie maßvoll eingesetzt werden, die natürliche Gesunderhaltung des Körpers unterstützen.

Stevia

Aus den Blättern der Steviapflanze wird ein zucker- und kohlenhydratfreies Süßungsmittel gewonnen. Stevia is also ein perfektes Süßungsmittel für eine vitale Super-Food-Küche und ein guter Ersatz für herkömmlichen Zucker.

Diese aus den subtropisch gelegenen Gebieten Süd- und Zentralamerikas stammende Pflanze, auch Honigkraut genannt, wächst im Hochland der Grenzgebiete Brasiliens und Paraguays immer noch wild. Dort wird das Pflanzensüßmittel schon seit Jahrhunderten für Heilgetränke und Kräuterextrakte verwendet.

Die Steviablätter können sowohl frisch als auch getrocknet verwendet werden. Der rohe Steviaextrakt schmeckt ein wenig bitter und wird deswegen von vielen Menschen nicht als das optimale Süßungsmittel für Süßspeisen oder Tee und Kaffee empfunden – die Geschmäcker sind bekanntlich verschieden. Natürlich hat die Lebensmittelindustrie längst entdeckt, dass Stevia auch einen »Markt« darstellt, und begonnen, die sogenannten Stevioside aus der Pflanze zu extrahieren und eine raffinierte Form des Süßungsmittel in weißer Pulverform herzustellen. Diese hat keinen bitteren Beigeschmack, ist nach unserer Auffassung aber auch kein Super Food mehr. Denn die süßen Stoffe aus der Pflanze werden durch einen Destillationsprozess extrahiert, der hohe Temperaturen voraussetzt. Durch Trockung entsteht das weiße Steviapulver, das dann in Tablettenform gepresst wird. Doch dieses Produkt ist nicht mehr ursprünglich, sondern raffiniert und weiterverarbeitet. Zur Verwendung in der Super-Food-Küche empfehlen wir daher den Steviaextrakt.

Die EU hat Stevia als Lebensmittel erst 2011 zugelassen, obwohl es spätestens seit den Achtzigerjahren bekannt war. Es war seither für Insider meist bei den Waschmitteln oder den Badezusätzen gut sortierter Biofachgeschäfte zu finden. Jetzt aber hat die Lebensmittelindustrie das Geschäft gewittert und raffinierte Steviaprodukte in allerlei Varianten in die Supermärkte gebracht. Schaue also bei Steviaprodukten genau hin, und versichere dich, dass sie in die Kategorie »Super Food« fallen.

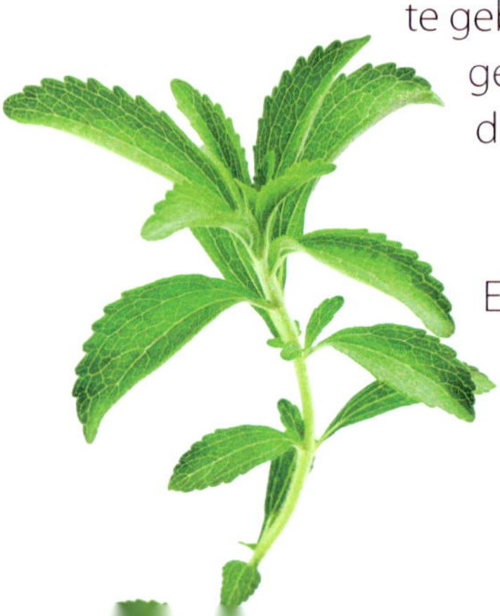

Stevia enthält die Vitamine A und C, Eiweiße, Phosphor, Zink, Kalzium, Magnesium, Natrium, Eisen, das Flavonoid Rutin und Kalium. Die Einnahme hat keinen Einfluss auf den Blutzuckerspiegel, Stevia ist also ideal für Menschen, die ihren Zuckerkonsum reduzieren wollen, aber auf den gewohnten süßen Geschmack noch nicht verzichten können. Stevia balanciert den Blutzuckerspiegel aus und wirkt blutdrucksenkend. Das kleine Wundersüßungsmittel greift nicht einmal den Zahnschmelz an.

Stevia bleibt auch bei hoher Erhitzung stabil. Du könntest es also zum Kochen und Backen verwenden. Sei jedoch vorsichtig bei der Dosierung, und probiere aus, welche Mengen du für deinen Geschmack benötigst. Die Süßkraft von Stevia ist 300 Mal so groß wie die von gewöhnlichem Zucker. Mit einem Tropfen Stevia kannst du einen guten Teelöffel Zucker ersetzen.

Süßer Melonen-Stevia-Smoothie

1/2 Galiamelone
50 ml Quellwasser
1 Handvoll Petersilie
2 Tropfen Stevia

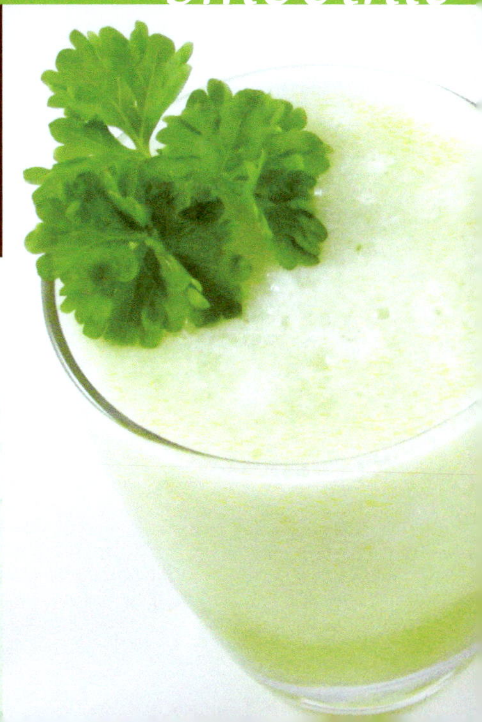

Alle Zutaten kommen in einen leistungsstarken Blender und werden für eine Minute zu einem erfrischend süßen Smoothie verarbeitet, der vor allem im Sommer gut schmeckt und bei Kindern sehr beliebt ist.

Datteln

Die Dattelpalme wird von vielen Völkern liebevoll »Baum des Lebens« genannt. Für uns sind vor allem die Früchte als eines der besten und natürlichsten Süßungsmittel interessant, doch er liefert nicht nur Nahrung, sondern auch Holz und Brennstoff sowie Flechtmaterial für Körbe und Seile. Für die Nomaden ist der Baum daher seit jeher genauso wichtig wie das Wasser und die Kamele. Dattelpalmen brauchen lange, bis sie uns mit ihrer süßen Frucht beglücken: Erst nach 10 Jahren tragen sie erste Früchte, und mit ca. 20 Jahren erreichen sie ihre volle Tragfähigkeit. Die dunkelbraunen bis honigfarbenen Früchte hängen in dichten Büscheln unter den Zweigen. Sie sind ein wahrer Segen der Natur und eine gesunde Alternative zu herkömmlichen Naschereien.

Der Gehalt an Zucker einer getrockneten Dattel liegt bei etwa 60–70 %, und dieser wird rasch vom Blut aufgenommen. Die Dattel enthält Fructose und Glucose zu etwa gleichen Teilen. Ihr Verzehr garantiert dir daher sowohl einen schnellen Energieschub als auch eine langfristige Kalorienzufuhr. Sie enthält so gut wie kein Fett, und mit mehr als 670 mg Kalium auf 100 g gilt die Dattel als eine der kaliumreichsten Früchte überhaupt – deswegen wirkt sie blutdrucksenkend und entwässernd. Der Eisen- und der Zinkgehalt sind im Vergleich mit anderen Obstsorten ebenfalls hoch, weswegen sie ein gesundes Blut unterstützt. Datteln spenden sehr rasch Energie, gleichen Mineralstoffverluste aus und sind leicht verdaulich. Sie sind sehr eiweißhaltig und darüber hinaus reich an Phosphor, Magnesium und Kupfer. Besonders hoch ist der Gehalt an Vitamin B 5, das die Konzentration fördert und vitalisiert. Der edlen Frucht

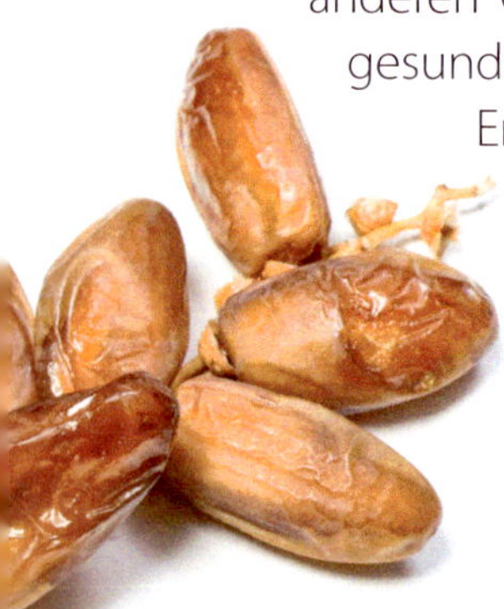

wird auch Heilwirkung nachgesagt. Sie wird gegen Entzündungen der Mund- und Rachenschleimhaut und auch gegen Halsschmerzen eingesetzt.

Genieße Datteln, wann auch immer du Lust auf Süßes hast, roh, oder verarbeite sie in Müslis, Smoothies, Desserts und Kuchen. Diese erhalten eine wundervolle Süße.

Cremiges Schokoladenmousse

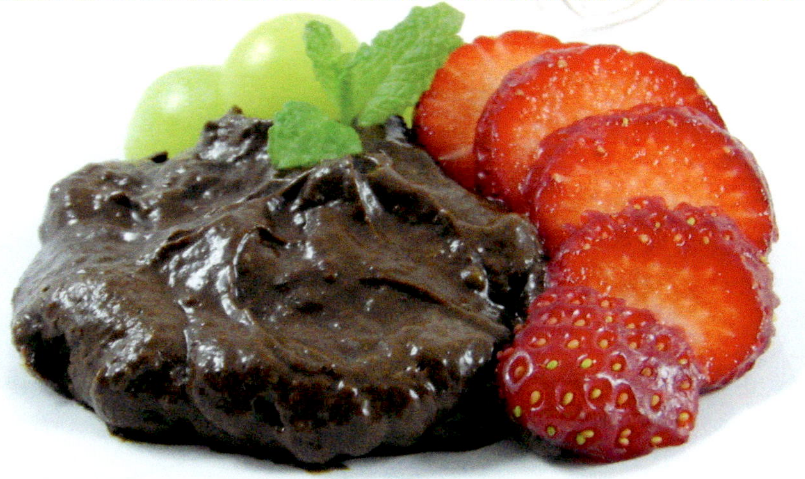

10-15 Datteln
1 Avocado
2 Bananen
6 EL rohes Kakaopulver
1-2 EL Quellwasser

Alle Zutaten kommen in einen leistungsstarken Blender und werden zu einer cremigen Mousse verarbeitet. Je nachdem, wie süß die Mousse werden soll, kannst du die Menge der Datteln variieren. Auf frischem Obst ergibt die Mousse ein Festdessert für Schokoladenliebhaber.

Mesquite

Der Mesquitebaum stammt aus Nordmexiko und ist heute in den Anden Südamerikas und dem Südwesten der Vereinigten Staaten zu Hause. Die Ureinwohner Amerikas fanden in Mesquite eine sehr wichtige Nahrungsquelle. Sie stellten aus dem süßen Mesquitemehl ein nährendes und wohlschmeckendes Brot oder Tortillas her. Interessanterweise war bei ihnen Diabetes Typ 2 lange Zeit unbekannt. Erst als in ihrer Ernährung das Mesquitemehl durch die uns bekannten Mehlarten ersetzt wurde, begannen sich die Zuckerkrankheiten zu entwickeln. Mesquite ist ein Super Food mit einem hohen Proteingehalt und einem sehr geringen Einfluss auf den Blutzuckerspiegel, und es ist vollkommen glutenfrei.

Das rohe Mesquitepulver wird aus den Hülsen und Saaten gewonnen. Diese werden bei niedriger Temperatur getrocknet und dann zermahlen. Mesquite ist ein wunderbares Süßungsmittel und kann raffinierten Zucker besonders gut ersetzen. Mesquite erinnert in seinem Geschmack und Geruch ein wenig an Karamell und Zimt. Einem Smoothie verleiht es eine cremige Konsistenz. Durch den karamelligen Geschmack lässt sich Mesquite hervorragend mit Vanille oder Kakao kombinieren. Doch auch in herzhaften Teiggerichten fügt sich sein Geschmack wunderbar ein.

Mesquite ist sehr nährend, reich an Eiweißen und Ballaststoffen und unterstützt die Ausbalancierung des Blutzuckerspiegels. Es enhält überdurchschnittlich viel Kalzium, Magnesium, Eisen, Zink und die essenzielle Aminosäure Lysin, die vom Körper nicht selbst hergestellt werden kann. Neben den positiven Effekten auf den Körper soll Mesquite auch antidepressiv wirken und das Hungergefühl recht schnell stillen.

Rohe Mesquite-Karotten-Röllchen

4 TL Mesquitepulver
3 Karotten, geraspelt
1 Handvoll Walnusskerne, 6 Stunden eingeweicht
2 TL Zimt
3 Datteln
1 Prise gemahlene Nelken
1 TL gehackter Ingwer
2 TL Apfelessig
1 EL Kokosöl

Mixe die Datteln, das Kokosöl, den Apfelessig und die Nelke, den Ingwer und das Mesquitepulver in einem Hochleistungsblender. Füge danach die ganzen Walnusskerne und die geraspelten Karotten hinzu, und verrühre alles kurz zu einem zähen Teig. Forme daraus kleine Röllchen, wälze sie in geschälter Hanfsaat, und trockne sie in einem Trockenofen bei 42 Grad Celsius für 4–6 Stunden. Je nach Geschmack kannst du sie noch leicht saftig oder auch ganz durchgetrocknet genießen. Wenn den Röllchen nicht die ganze Flüssigkeit entzogen wurde, bewahrst du sie am besten im Kühlschrank auf.

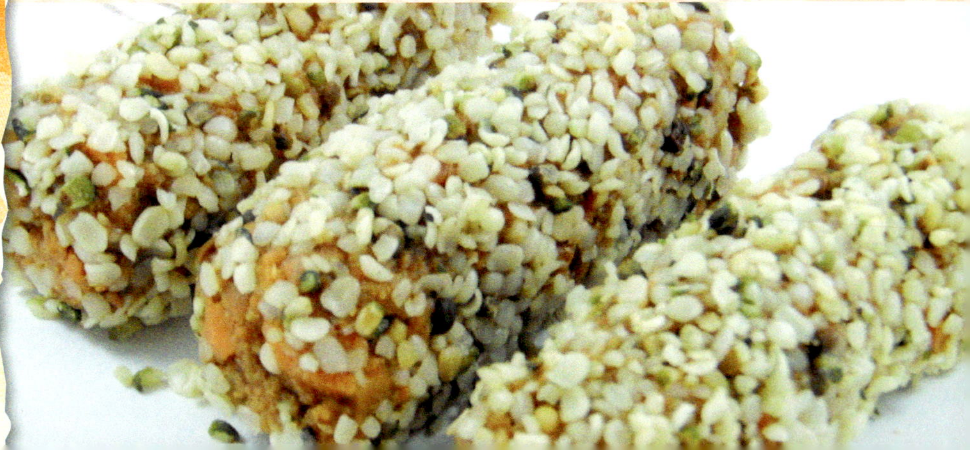

Lucuma - das Gold der Inka

Was für uns der Apfel, ist für die Peruaner die Lucuma. Diese Frucht wächst in den Hochebenen der Anden, in Chile und Ecuador, wo sie seit jeher angebaut und verzehrt wird. Die Bäume können sehr alt werden und selbst nach 500 Jahren noch Früchte tragen. Bereits die Inka haben die Früchte von den Bäumen geerntet, die viele hundert Früchte tragen können. Die gelbfleischige Frucht fällt noch unreif von den Bäumen und benötigt daraufhin noch einige Tage, um verzehrbar zu werden. Das Fruchtfleisch ist dann immer noch fest, etwa wie das eines Kürbisses. Es wird getrocknet und zu einem feinen Pulver zermahlen. In dieser Form können wir es auch in Europa erwerben. Rohes, biologisches Lucumapulver besteht also einzig und allein aus dem Fruchtfleisch.

Lucuma kann aufgrund seiner Süße auch als Süßungsmittel verwendet werden, das liebevoll das »Gold der Inka« genannt wird. Die Peruaner haben, wie wir das Vanille- oder Erdbeereis, ihren eigenen Favoriten: Lucumaeis.

Lucumapulver hat einen sehr niedrigen Zuckergehalt und somit einen niedrigen Brennwert. Das getrocknete Fruchtfleisch enthält nur ungefähr 8 % Glucose (Traubenzucker), 5 % Fructose (Fruchtzucker) und 2 % Sucrose. Zum Vergleich: Eine Banane enthält ca. 11 % Glucose, ein Apfel ca. 30 % Fructose. Lucuma bietet viele natürliche Vitamine, allen voran die B-Vitamine, sowie eine große Menge des Antioxidans Betacarotin und Mineralien wie Eisen.

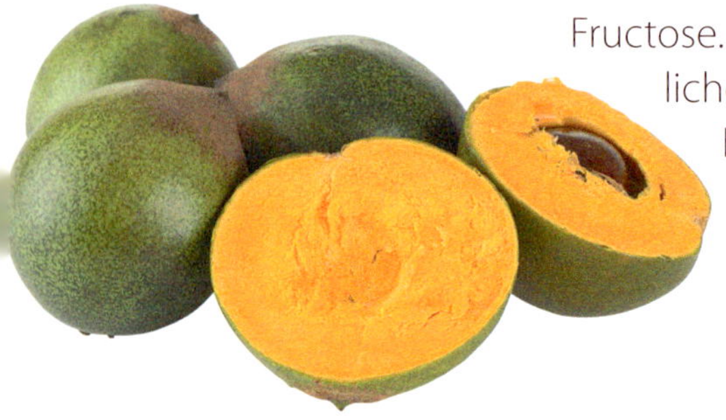

Lucuma ist also eine weitere Alternative für Süßungsmittel und ganz besonders für Diabetiker und Menschen mit einem empfindlichen Blutzuckerspiegel geeignet. Für werdende Mütter ist Lucuma als Süßungsmittel besonders wertvoll, weil sie das Kind dann bereits beim Stillen daran gewöhnen, keine handelsüblichen Zuckerprodukte zu konsumieren, sodass das Kleinkind weniger zuckerabhängig ist.

Kokos-Lucuma-Makronen

3 EL Lucumapulver
4 EL Kokosraspel
6 Datteln
3 EL Kakaobutter
1 EL Kokosfett
etwas geriebene Zitronenschale

Verarbeite alle Zutaten in einer Küchenmaschine oder im Mixer zu einer groben Masse. Forme daraus mit einem Teelöffel Makronen, und stelle diese für eine halbe Stunde in den Kühlschrank. Danach kannst du die Makronen direkt verzehren.

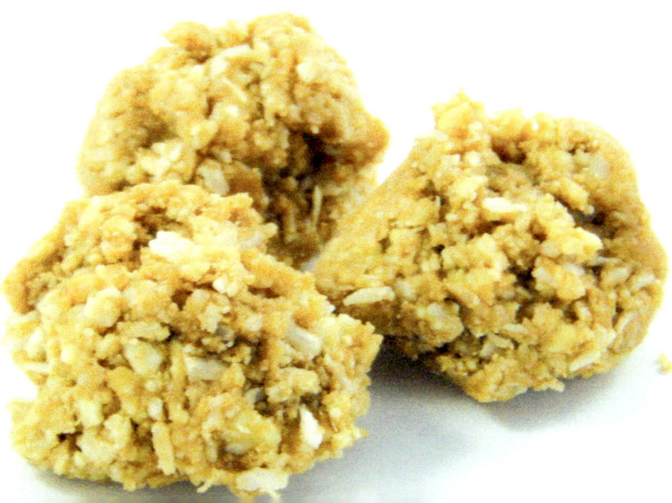

Blütenpollen - danke, liebe Bienen, für dieses Naturwunder!

Dieses Naturwunder, das uns die fleißigen Bienen liefern, ist ein ganz einzigartiges Super Food. Allerdings nur dann, wenn es aus nachhaltiger und »bienenfreundlicher« Umgebung kommt. Achte also besonders darauf, dass du Pollen von einem Bienenzüchter erhältst, von dem du weißt, dass er seinen Helfern liebevoll begegnet. Und noch ein Hinweis: Blütenpollen sind – streng genommen – nicht vegan.

Und doch sind sie für uns ein wertvolles, natürliches Super Food. Sie enthalten unzählbare Nährstoffe, Vitamine, (Co-)Enzyme, pflanzliche Fettsäuren, Kohlenhydrate, Proteine und Aminosäuren. Sie schenken dir mehr Durchhaltevermö-

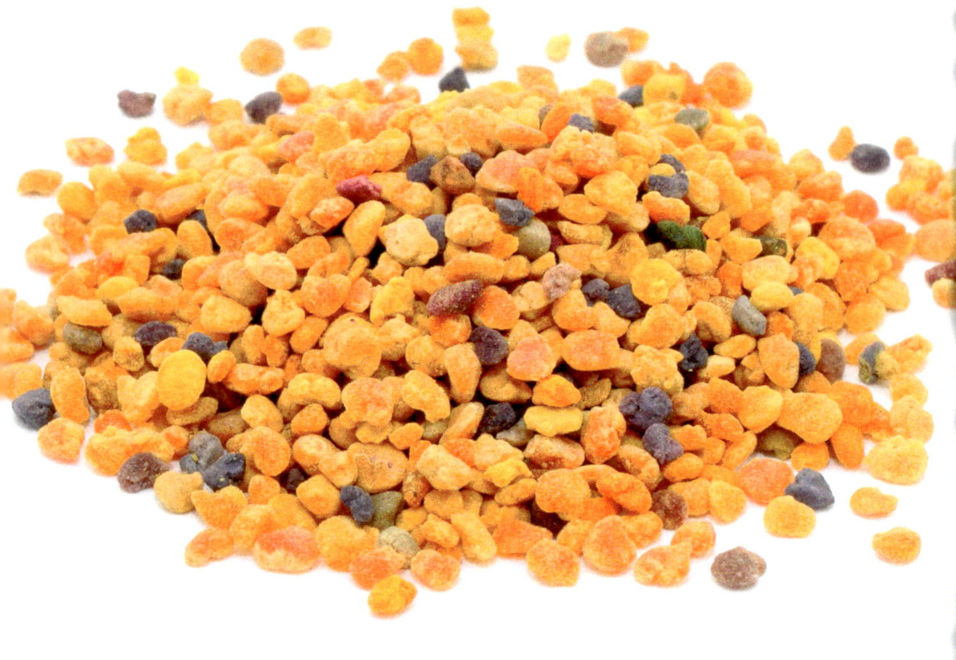

gen, mehr Energie, mehr Vitalität und stärken dein Immunsystem. Sie enthalten natürliche Antibiotika, Antihistamine und Antioxidantien. Viele andere Lebensmittel tun das auch, doch die Konzentration in den Bienenpollen ist extrem hoch. Du wirst bereits nach kurzer Zeit der Einnahme die positiven Effekte bemerken, denn anstrengende Aufgaben werden dir viel leichter von der Hand gehen. Du wirst allgemein mehr Energie im Körper spüren. Wenn du Sport treibst, wirst du merken, dass du mehr Leistung bringen kannst und dein Krafttraining zu einem stärkeren Muskelaufbau führt. Der von den Bienen gesammelte Blütenstaub hilft auch bei der Verbesserung der mentalen Leistungsfähigkeit. Er schützt deinen Körper vor Zellschäden. Außerdem enthält dieses besondere Super Food wunderbarerweise eine Aminosäure, die im Körper dafür sorgt, dass der Drang nach süßem und schlechtem Essen unterdrückt wird.

Honigbienen fliegen von Blüte zu Blüte und sammeln dabei den Blütenstaub verschiedener wild wachsender Pflanzen. Sie fügen noch einige Enzyme hinzu und formen den Blütenstaub zu dem, was wir als Blütenpollen kennen. Wenn sie genug gesammelt haben, tragen sie ihn zurück zum Bienenstock. Einen Teil des Pollens verlieren die Bienen beim Betreten des Bienenstocks. Dieser Blütenpollen kann mit speziellen Vorrichtungen gesammelt werden. Es muss jedoch darauf geachtet werden, dass man dem Bienenvolk nicht zu viel wegnimmt. Deswegen ist es entscheidend, bei der Bezugsquelle darauf zu achten, dass ein Bewusstsein für Nachhaltigkeit besteht.

Die Kraft und Wirksamkeit des Bienenpollens hängt entscheidend von der Qualität des gesammelten Blütenstaubs ab. Das Gebiet, in dem der Pollen gesammelt wird, sollte verschiedene Wildpflanzen enthalten. Dann hat der Pollen eine unschlagbare Vielfalt an Aminosäuren, Vitaminen und Vitalstoffen.

Bienen reagieren sehr empfindlich auf Umweltbelastungen. Bereits geringe chemische Düngung beeinflusst die Gesundheit der Bienen und die Qualität des gesammelten Pollens. Blütenpollen aus einer intakten biologischen Landschaft ist der einzige, den wir empfehlen. Er enthält alle positiven Eigenschaften und trägt zur Stärkung der Gesundheit und Fitness des Körpers bei.

Ein angenehmer Nebeneffekt des Blütenpollens ist, neben den vielen gesundheitsfördernden Eigenschaften, die Unterstützung eines gesunden Haarwachstums. Blütenpollen ist das aminosäurenreichste Nahrungsmittel überhaupt. Die enthaltende Aminosäure Zystin ist ein Hauptbestandteil unserer Haare.

Wenn du manchmal emotionale Fressattacken hast und diese auf ganz natürliche Weise in den Griff bekommen möchtest, dann gib jeden Tag einen Esslöffel Blütenpollen in deinen Smoothie oder streue einen kleinen Löffel über den Salat.

Lustiger Bienen-Smoothie

Saft von 2-3 Orangen

1 Goldene Kiwi

1 Handvoll weiße Trauben

2 TL biologische Bienenpollen

Alle Zutaten werden im Blender für eine Minute zu einem erfrischenden süß-sauren Drink vermixt.

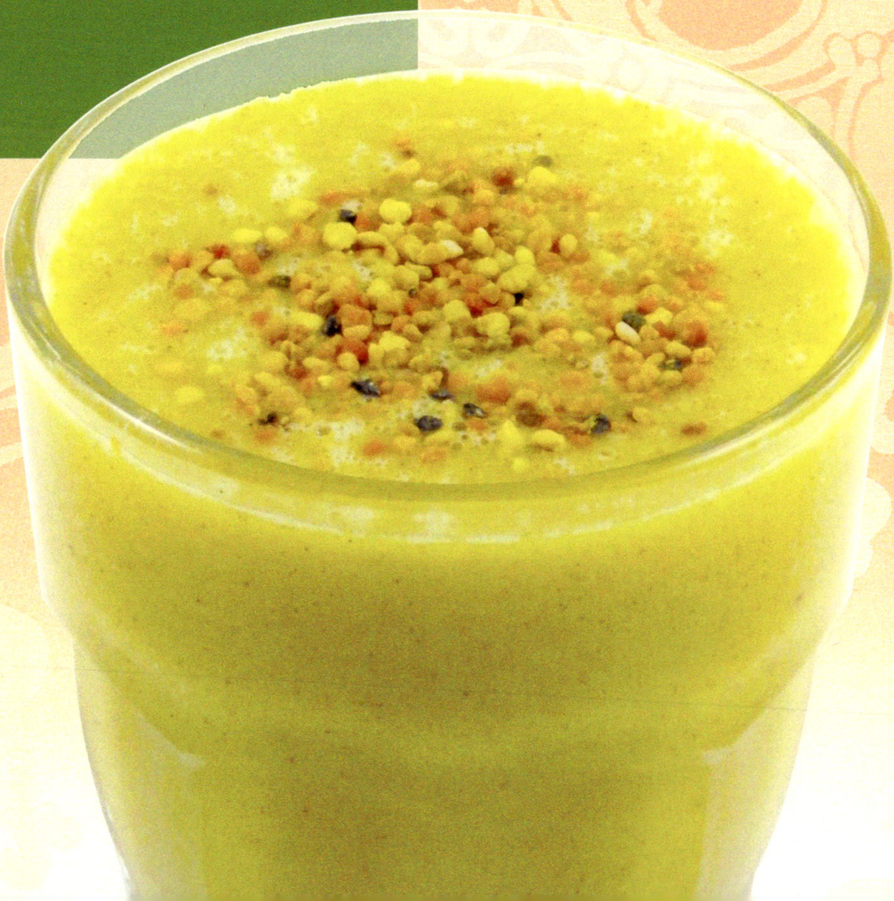

Zimt - die Superrinde

Beim Zimt denken wir direkt an die Vorweihnachtszeit und die vielen leckeren Gerüche und Geschmäcke, die wir von den traditionellen Backwaren kennen. Zimt ist als Vitalstoff und durch seine gesundheitsfördernden Eigenschaften jedoch viel zu wichtig, um ihn nur als Saisongewürz zu betrachten.

Der Zimtbaum wächst vor allem in Indien, Sri Lanka, Indonesien, Brasilien, Vietnam und Ägypten. Der Zimt, den wir kennen, wird aus der inneren Rinde des Zimtbaumes gewonnen, die getrocknet und danach zu Stangen aufgerollt wird. Getrocknet können diese zu Zimtpulver vermahlen werden.

Zimt ist schon lang als Gewürz, aber auch als Medizin im Gebrauch. Er stabilisiert den Blutzucker- und den Blutfettspiegel, hat blutverdünnende Eigenschaften und wird in der alternativen Heilkunde wegen seiner entzündungshemmenden und Schmerz senkenden Wirkung zur Linderung von Arthrose eingesetzt. Zudem hemmt er das Wachstum von Bakterien in Speisen. Zimt enthält reichlich Mangan, Ballaststoffe, Eisen und Kalzium. In der Traditionellen Chinesischen Medizin wird Zimt bei Erkältungen, Blähungen, Übelkeit, Durchfall und Menstruationsbeschwerden verwendet. Er wird auch als Energiespender, zur Verbesserung der Durchblutung und für mehr Vitalität empfohlen. Man sagt Zimt auch eine krebshemmende Eigenschaft nach: Er blockiert in unserem Körper ein Protein, das Tumore benötigen, um die eigene Blutversorgung aufzubauen, und verhindert so, dass Tumore weiter wachsen und überleben können.

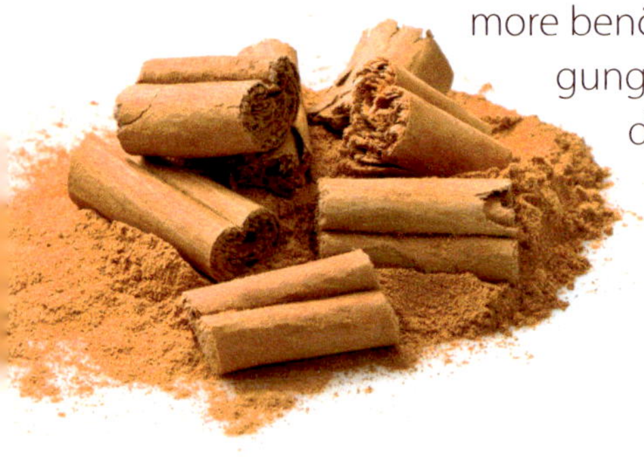

Immer wieder hört man, dass Zimt nicht gesund sei. Dies schreibt man dem Inhaltstoff Cumarin zu, der allerdings nur in Medikamenten als Nebenwirkung leberbelastend ist, jedoch im natürlichen, unbehandelten Zimt niemals als schädlich nachgewiesen wurde. Auch wenn das so wäre, müsstest du schon 600 g Zimt verzehren – wie immer gilt: Das richtige Maß macht die Medizin.

»Himmel auf Erden« - Smoothie

1/2 TL Zimt
1 Apfel
1 Birne
100 ml Quellwasser

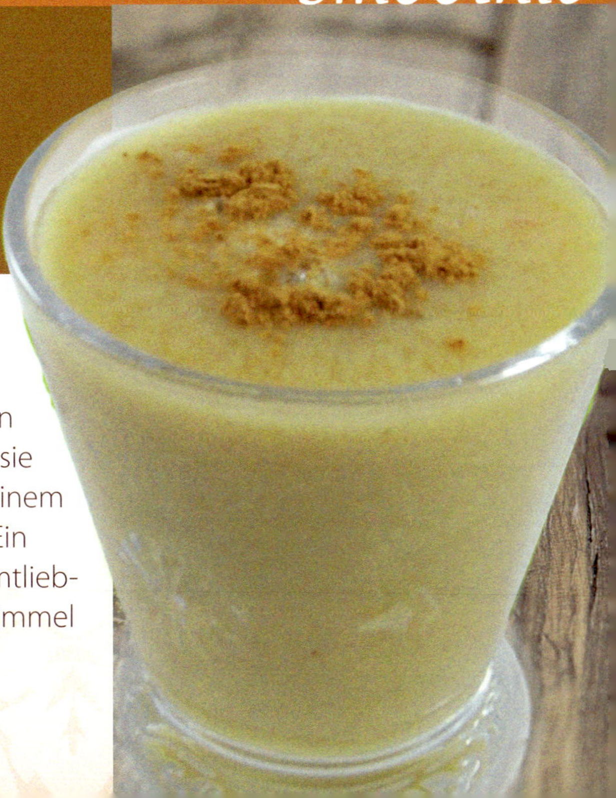

Gib alle Zutaten in den Blender, und vermixe sie eine Minute lang zu einem cremigen Smoothie. Ein wahrer Genuss für Zimtliebhaber. Hole dir den Himmel auf Erden!

Shilajit - die ayurvedische Vitalstoffbombe

Seit Jahrtausenden wird Shilajit bereits als Heilmittel und zur Vitalisierung eingesetzt. Shilajit ist das einzige Super Food, das wir hier aufführen, das nicht rein pflanzlichen Ursprungs ist. Man könnte es als Ausschwitzung der Berge beschreiben. Es handelt sich um einen mineralstoffhaltigen Gesteinsausstoß, der jedoch nur dort vorkommt, wo bestimmte Pflanzenarten wachsen.

Shilajit entsteht nur in Regionen, die ganz bestimmte Voraussetzungen erfüllen: Es muss eine lange und intensive Sonneneinstrahlung gewährleistet sein, die Luft muss besonders sauber sein, und es bedarf einer üppigen Vegetation mit der Wolfsmilchpflanze. Solche Regionen sind vor allem in Zentralasien, in den Ausläufern des Himalaya und des Altai, sowie in einigen Bergregionen Südkasachstans zu finden. Sie liegen auf mindestens 1000 Metern Höhe, und in Tibet wurde Shilajit auf einer Höhe von über 5000 Metern gefunden. Es entsteht in Höhlen, Nischen und Felsspalten als poröse Brocken sowohl auf dem Boden als auch an der Decke hängend.

Shilajit enthält eine Vielzahl sekundärer Pflanzenstoffe, doch man findet in der dunklen, lakritzähnlichen Masse auch Gesteinsbestandteile. Die Wissenschaft hat sich darauf geeinigt es als organisch-mineralischen Humus aus Pflanzen und Harzen zu beschreiben. Shilajit wird in einem natürlichen Prozess gereinigt und ist als verzehrfertiges Super Food meist in Pulverform zu bekommen.

Ihm wird eine verjüngende Wirkung nachgesagt, und es stärkt besonders das Knochengewebe. Auf das Harnsystem wirkt es reinigend, und es führt im Körper dazu, dass Fettgewebe leichter reduziert werden kann. Es weist ein ungewöhnliches Spektrum von 85 Mineralstoffen, Spurenelementen und Huminsäuren auf. Die chinesische Medizin kennt Shilajit schon lang und und setzt es als nebenwirkungsfreies Heilmittel für eine Reihe unterschiedlichster Beschwerden ein: Blähungen, Gelenkbeschwerden, Ekzeme und Allergien.

Warmer Rawpuccino

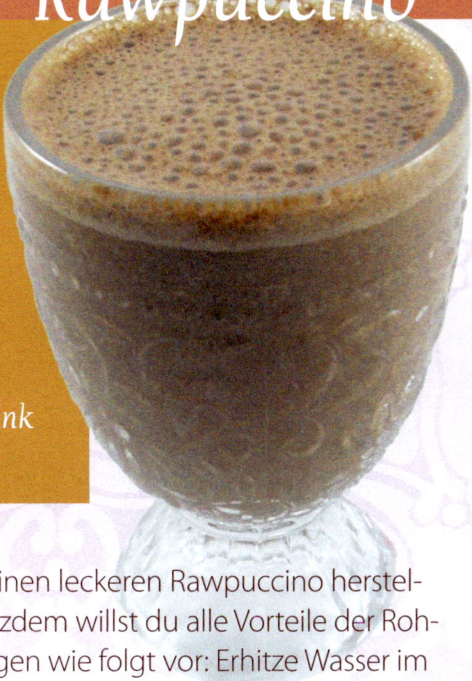

1/2 TL Shilajit-Pulver
2 EL geschälte Hanfsaat
1 EL Chia-Saat
1 EL rohes Kakaopulver
5 Datteln
1 Prise Zimt
1 Prise Himalayasalz
50 ml biologischer Mandeldrink
50 ml heißes Wasser

Du willst aus diesen Zutaten einen leckeren Rawpuccino herstellen, und er soll warm sein. Trotzdem willst du alle Vorteile der Rohkost nutzen und gehst deswegen wie folgt vor: Erhitze Wasser im Wasserkocher, und lasse es etwas abkühlen, sodass es ungefähr 80 Grad Celsius hat. Vermenge danach das heiße Wasser mit dem kalten Mandeldrink, und du erhältst eine etwa 42 Grad Celsius warme Flüssigkeit. Gib diese dann mit allen anderen Zutaten in den Blender, und vermixe alles eine Minute lang zu einem cremigen Rawpuccino – die beste Alternative, seit es Cappuccino gibt!

Abbildungsverzeichnis

Cover unter Verwendung der Motive:

24747435, Marianne Mayer, # 33411340, versuspause, # 36386646, Printemps, # 22856891, imago13, # 35545914, Alexandr Blinov, # 20183971, Miljan Mladenovic, www.fotolia.com

Alle Rezeptbilder von Thorsten Weiss & Jenny Bor

Bilder von VitaMix und Excalibur auf S. 34/35 mit freundlicher Genehmigung von Keimling Naturkost – www.keimling.de

Layout unter Verwendung von Derivaten aus: # 4741969, Nejron Photo, # 43348756, racamani und # 38289193, Mrkvica, www.fotolia.com

Weitere Bilder von www.fotolia.com:

S. 16: # 25858387, Peter Atkins, S. 36: # 40385685, ExQuisine, S. 38: # 23627351, FotoFee, S. 39: # 46547537, Africa Studio, S. 41: # 42135537, Chlorophylle, S. 47: # 38221292, Dmytro Sukharevskyy, S. 50: # 45162922, Swapan, S. 52: # 45781658, Swapan, S. 56: # 30960917, Christian Jung, S. 58: # 24985085, abcmedia, S. 66: # 14391497, RedTC, S. 68: # 48302848, Africa Studio, S. 70: # 30237161, Joachim Opelka, S. 72: # 29957254, azka109, S. 74: # 26757620, photocrew, S. 78: # 19680172, draconus, S. 80: # 30844451, Jakob Kamender, S. 84: # 37271140, Ildi, S. 86: # 41389502, ExQuisine, S. 88: # 43116736, Giuseppe Porzani, S. 90: # 42989981, Natika, S. 92: # 29221539, Malyshchyts Viktar, S. 94: # 31135585, Unclesam, S. 96: # 20713820, ninette_luz, S. 102: # 30318696, Christian Jung, S. 105: # 46254895, volff, S. 106: # 22856891, imago 13, S. 108: # 44673548, Stefan Gräf, S. 110: # 31990337, Ildi, S. 112: # 40854334, marilyn barbone, S. 114: # 31990329, Ildi, S. 116: # 39236585, jeehyun, S. 120: # 29605713, hjschneider, S. 122: # 4324109, Andrey Semenov, S. 126: # 44314990, scis65, S. 128: # 38789524, Irina Fischer, S. 132: # 31480453, Ildi, S. 134: # 43211323, photocrew, S. 138: # 41425791, ruticar

Über die Autoren

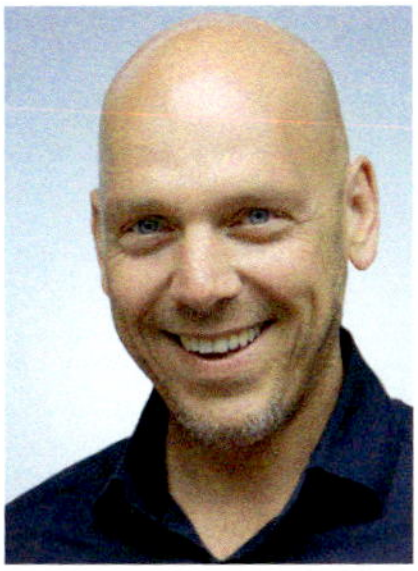

Thorsten Weiss ist Coach für Neues Bewusstsein und Selbstheilung, erfolgreicher Autor und inspirierender Seminarleiter. In seinen Fernkursen, Seminaren und Meditationen führt er Menschen in tief greifende Heil- und Transformationsprozesse.

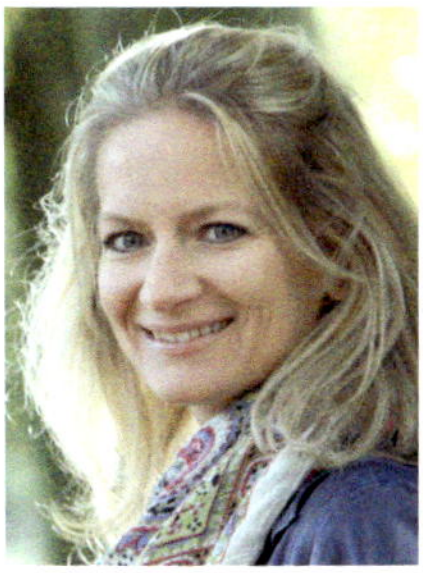

Die gebürtige Niederländerin Jenny Bor entwickelte zusammen mit Thorsten Weiss die »Bewusst glücklich schlank«-Methode und das »Vital-Coach-Projekt«. Sie ist spezialisiert auf die Wechselwirkungen von Hormonen, Ernährung, Bewegung und Stress, worin sie Menschen erfolgreich coacht.

Nähre Informationen unter:
www.behealed.de und www.jennybor.com

Von beiden Autoren im Schirner Verlag erschienen:

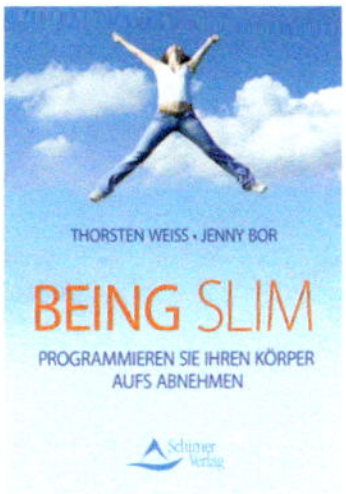

Being Slim
Programmieren Sie Ihren Körper aufs Abnehmen
112 Seiten
ISBN 978-3-8434-5038-6

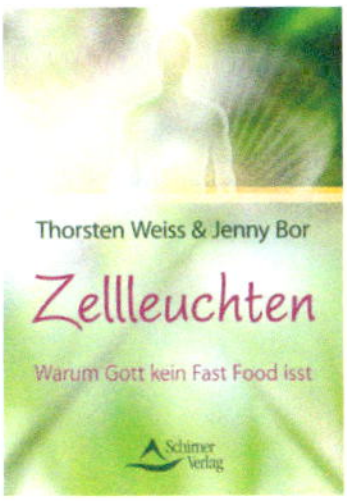

Zellleuchten
Warum Gott kein Fast Food isst
112 Seiten
ISBN 978-3-8434-5042-3

Guten Appetit!